はじめに

　社会福祉士養成におけるカリキュラムが改訂されたことを受けて，「保健医療サービス」は「保健医療と福祉」と科目名称が変更となった。

　医療の専門分化がますます進んでいくことにより，利用者が高度な治療方法を理解したうえで選択することや，それに伴う自分へのリスクを十分に理解することができにくい状況が生まれてきている。これからの医療と福祉は，患者と医療の対等な関係づくりへの取り組みと，患者への社会的な側面からの支援が大切になっている。インフォームド・コンセントやインフォームド・アセントにより，治療が安全に納得して受けられるようにするシステムを理解することは，患者の権利や医療システムのあり方を考えるうえでのきっかけとなるだろう。また，生活習慣病など，患者が日常生活の中で治療を進めるような疾病とその患者数が増加していることから，在宅医療に携わる専門スタッフの養成も進められている。ソーシャルワーカーは，こうした，患者の日常生活と治療の接点に介入することや，在宅医療スタッフと連携して介入することが求められている。

　このことから本書は，医療ソーシャルワーカーの実務を解説し，理論を理解するための事例やコラムも盛り込んだ読み物としての社会福祉士養成のためのテキストとなっている。各章を読みながら，ソーシャルワーカーが行動を起こすときに考えていることや，それぞれのソーシャルワーカーがスーパービジョンを受けながら，ソーシャルワークモデルやアプローチを踏まえ，熟慮のうえで利用者や家族の支援に臨んでいることを想像してみてほしい。国家試験問題もソーシャルワーカーとしてどのように考えるかを問う問題も出題されるようになってきている。暗記だけではなく，患者理解を踏まえたソーシャルワーカーのセンスともいえる部分，すなわち，新カリキュラムの目標となる箇所の理解に本書を役立ててほしい。

　2022年5月

　　　　　　　　　　　　　　　　　　　　　　　　　　　　編　者

目　次

第 I 部

保健医療の動向と政策，制度

第1章

保健医療の動向

　本章では，わが国の保健医療の供給体制を考える基礎となる疾病構造などの背景と，保健医療の課題や方向性を理解する。治療中心の医療から生活に重点を置いた医療への変遷を捉え，社会福祉との関係性について考える。医療費増大への対応や社会的入院の解消に向けた医療政策は，国民の受診行動など医療との関係性にどのような影響をもたらすのか，また現代の保健医療における福祉的課題として，認知症，依存症や生活習慣病への取り組みなどについて理解する。

1　国民医療費の推移

　保健医療の政策や制度の方向性を財政面から考える指標の一つが「国民医療費」である。国民医療費とは，その年度内の医療機関等における保険診療の対象となった病気やけがの治療に要した国民全体の費用を推計したものであり，医療保険制度等による給付，後期高齢者医療制度や公費負担医療制度による給付，これに伴う患者の一部負担等によって支払われた医療費を合算して算出される（図1-1）。

　厚生労働省が発表した「令和元年の国民医療費の概況」によれば，2019（令和元）年度の国民医療費は44兆3895億円，前年度の43兆3949億円に比べ9946億円，2.3%の増加となっている。人口1人あたりの国民医療費は35万1800円，前年度の34万3200円に比べ8600円，2.5%の増加となっている。また，国民医療費の国内総生産（GDP）に対する比率は7.93%（前年度7.79%），国民所得

国民医療費に含まれるもの	国民医療費に含まれないもの
医科診療の診療費（入院・入院外） 歯科診療の診療費 入院時食事・生活医療費 訪問看護関連医療 薬局調剤医療費 柔道整復・はりなど医療費（保険適用分） 移送費（保険適用分） 補装具（保険適用分）	先進医療の費用 選定療養の費用（特別室などの費用） 美容整形の費用 正常な妊娠・分娩の費用 集団検診などの費用 介護保険による居宅サービス・施設 　サービス・訪問看護などの費用 市販薬の費用 その他保険適用外の医療費

図1-1　国民医療費の内訳

出所：筆者作成。

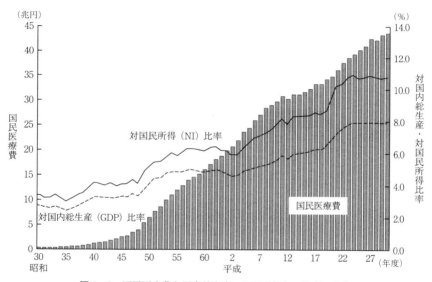

図1-2　国民医療費と国内総生産・国民所得との比率の変化

出所：厚生労働省「平成27年度　国民医療費の概況」。

（NI）に対する比率は11.06％（同10.79％）となっている。主な増加の要因は、高齢化の進行による高齢者層の医療費の増加と新薬や診療技術機材などの医療の技術革新に対する評価となっている。社会保障関係費の中でも医療費は２番目に多い割合を占めており、その増加に対する財源確保や抑制への取り組みは政策的な課題となっている。

3

　医療費抑制の政策としては，短期的には患者負担の引き上げや医療機関が受け取る診療報酬の引き下げ，保険適用範囲の縮小などがとられる。また中長期的には，医療提供体制の効率化や過剰・重複診療の抑制策などが検討される。後者については，国民の受診行動や意識に変化を与えるものであり，その代表的なものが，医療の機能分化政策である。医療の機能分化とは医療機関の役割分担を明確化し，効果的かつ効率的な医療を提供しようとする方法である。わが国では，外来と入院，急性期，回復期，慢性期など病床の機能を分化し，投入する医療資源（人材や設備）を調整する政策が進められている。このように効率性を上げることによって医療費を抑制する方法は医療費適正化の政策と呼ばれている。

2　疾病構造の変化

　医療のあり方や医療政策の変化に大きな影響を与えてきたものが，疾病構造の変化である。疾病構造とは，どんな病気にどのくらいの人がかかっているのか，疾病の種類と量の関係とその傾向を指すものである。1982（昭和57）年から2010（平成22）年までの疾病構造の変化は，厚生労働省の「患者調査」によれば，高齢化の進展を要因として悪性新生物（腫瘍），高血圧症，脳卒中，糖尿病などの生活習慣病の増加が指摘され，今後もこの傾向は続くとみられている。割合としては生活習慣病が約35％と全体の3分の1を占め，筋骨格や骨折などの老化に伴う疾患が16％，続いて精神神経系の疾患，器官系の疾患，その他の疾患となっている。

　死亡要因別の疾病構造の統計をみると，わが国の主要な死亡要因は，結核などの感染症から悪性新生物（腫瘍）や心疾患などの循環器系の疾患へ移行していることがわかる（図1-3）。

　このようにわが国の疾病構造は，「感染症の時代から慢性疾患の時代へ」，つまり，かつての結核や赤痢などの感染症から生活習慣病や老化に伴う疾患中心へと転換したといわれている。医療がその役割を果たしていくためには，医療サービスの内容やその提供の仕組みが時代に即したものでなければならない。

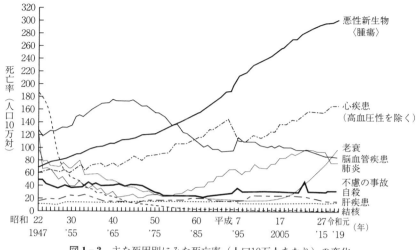

図1-3　主な死因別にみた死亡率（人口10万人あたり）の変化

出所：厚生労働省「令和元年（2019）人口動態統計月報年計（概数）の概況」。

　疾病構造の変化によって，わが国の医療はかつての隔離機能をもつ感染症病床を中心とした医療から方向性を転換し，高度な急性期医療を提供する治療機能を発展させてきた。しかし，慢性疾患の増加によって，現在は地域包括ケア体制の構築が医療の政策課題となっている。キュア（完治を目指す医療）からケア（介護を含む生活を支える医療）への思考転換が行われていることが指摘されている。

　また従来の臓器ごとに専門分化した医療の提供に加えて，複数の疾患が併存する患者などに対して総合的な診療や様々な支援を提供する多職種，多機関と連携した医療の提供体制の構築が進められている。

　また，2020（令和2）年からの新型コロナウイルス感染症の感染拡大は，今後の医療政策の取り組みにも影響を及ぼしている。新たな未知の感染性ウイルスによるパンデミックは，公衆衛生や健康リスクの問題だけでなく，社会全体のあり方に課題を投げかけることとなった。わが国においても，重症者への人工心肺適用など限られた医療資源を使用した救命行為では命に優先順位をつける選別的な適用が検討され，また多くの人々が予防のための行動制限の中で，経済活動や自由を失う経験をした。

3　わが国の医療体制

　わが国の医療は国民皆保険制度のもと，フリーアクセスをその特徴としており，患者が自分の意思で医療機関を選ぶことができることを前提として発展してきた。また，医療機関は民間医療機関が7割を占めており，わが国は民間中心の医療供給体制となっている。国際的な比較からは，わが国は人口あたりの病床数が多く，平均在院日数が長く，1床あたりの医療従事者数が少ないことが指摘されている。このため効果的，効率的な医療供給体制づくりの中で，医療資源の適正な配分が医療政策課題として挙げられている。

　医療は，提供される場所によって，患者を施設に収容して提供する入院医療，病院や診療所に通院させて行う外来医療，患者の自宅などで実施する在宅医療の3つに分けられる。この3つの医療供給体制を相互に補完させながら，現代の社会状況に即した医療が提供される体制が模索されている。

（1）入院医療

　入院医療は，病院や診療所など医療を提供する施設に，治療が必要な患者を収容し提供される医療である。厚生労働省の2018（平成30）年の「医療施設（動態）調査」によれば，日本の総病床数は164万1407床，人口1000人あたりの病床数は13.0床となっている（表1-1）。この総病床数とは，一般病床，療養病床，感染症病棟，結核病棟，精神病床の合計である。

　わが国では諸外国に比べ，人口あたりの病床数が多く，入院1回あたりの平均在院日数が長いことが指摘されている。患者の状態に合った医療を提供する体制を構築するために，急性期，回復期，慢性期などの医療に対応する病床区分を設けて機能分化が進められている。

　現在の入院医療の診療報酬制度では，DPC（診断群分類包括評価）や入院基本料など診察，検査，投薬などの診療行為に対する支払いが定額化される包括払い制度が随所に導入されている（表1-2）。この制度によって主に病棟ごとに，医療機関が実施する入院期間や診療内容などが調整されるようになっている。

表1-1　日本の病床の内訳

	一般病床	感染症病床	結核病床	療養病床	精神病床	計
病　　院	890,712	1,882	4,762	319,506	329,692	1,546,554
有床診療所	86,344	—	—	8,509	—	94,863
計	977,056	1,882	4,762	328,015	329,692	1,641,417

出所：厚生労働省（2019）「平成30（2018）年医療施設（動態）調査」より筆者作成。

表1-2　機能別入院医療と主な包括払い制度

機能別	急性期	回復期		慢性期
包括払い制度	DPC（診断群分類包括評価）	地域包括ケア病棟入院料	回復期リハビリテーション入院料	療養病棟入院基本料
内　　容	患者の病状，診断に応じて決められた1日あたりの定額報酬が支払われる仕組み	急性期後の受入など地域包括ケアシステムを支える病棟体制の充実に応じ60日を上限に算定。自宅復帰率などの要件がある	リハビリテーションを行うにふさわしい人員配置や機能改善率，自宅復帰率などの要件に応じて配点される	医療的なケアの必要度とADL（日常生活動作）区分によって傾斜配点される

出所：筆者作成。

（2）外来医療（外来診療）

　外来で提供される医療については，診療所の開設が都市部に偏っていること，診療所における診療科の専門分化が進んでいる反面で「かかりつけ医機能」の定着にはさらなる取り組みが必要なことなどが指摘されている。「かかりつけ医」について，日本医師会は「なんでも相談でき，最新の医療情報を熟知し，必要なときに専門医，専門医療機関を紹介でき，身近で頼りになる地域医療，保健，福祉を担う総合的な能力を有する医師」と定義している[1]。

　外来通院医療については，実際に提供されている外来医療の機能に応じて，地域の医療機関の役割分担を明確化し，「かかりつけ医機能」を担う医療機関から医療資源を重点的に活用する各々の専門的外来を担う医療機関や入院医療につなげていく機能分化と連携を進めていく方針で整備が進められている。このため外来機能の明確化や，かかりつけ医機能の強化などが検討され，紹介状なしで専門機能を中心とした大きな病院の外来を直接受診した場合の定額負担

（患者負担）義務化の対象を拡大するなどの政策が進められている。第5次医療法改正（2007年）によって，医療計画制度の見直しが図られ，「かかりつけ医」を中心とした切れ目のない医療提供を可能にするための連携体制を推進するための改革が行われている。

（3）在宅医療

　第2次医療法改正（1992年）によって病院や診療所などの医療提供施設以外に「医療を受ける者の居宅等」も医療が供給される療養の場として指定された。在宅医療とは，「医療を受ける者の居宅等において供給される医療」と定義することができる。外来医療，入院医療に加えて第3の医療といわれることもあるが，他の医療の提供方法と相互に補完し合いながら生活を支える医療を提供する方法として期待されている。

　在宅医療として医師が患者の自宅などに出向いて行う診療には「往診」と「訪問診療」がある（表1-3）。

　在宅医療には，医師が訪問して診察や経過観察を行う往診や訪問診療の他，看護師が訪問してケアを行う訪問看護，理学療法士や作業療法士が行う訪問リハビリテーションなどが含まれる。医療保険の他，介護保険からも在宅医療の費用が支払われる。通院は困難であるが在宅での療養を続けたい希望のある患者に継続的に医療を提供する方法として在宅ケアの中核を担っている。近年では，高齢社会や慢性疾患の増加，人生の最終段階における医療やケアの意思決定の多様化を背景として，在宅での看取りや緩和ケアの提供などの機能も重要視されている。このようなインテンシブなケアを実施する場合においては，24時間体制で対応する体制が必要となり，こうした体制を整えた医療機関に対しては，在宅支援診療所などの指定をし，診療報酬上の評価が行われている。在宅で療養をする患者の生活を支援するためには，訪問診療を行う医療機関の力だけは困難であり，介護事業者や福祉機関なども含めた包括的な地域在宅医療・ケアシステムの構築が求められている。

表1-3　往診と訪問診療

往　診	訪問診療
患者や家族の求めに応じて，医師が必要と判断した場合に，患者の自宅などに赴いて行う診療	在宅で療養している患者で，通院が困難な者に対して，医師があらかじめ診療計画を立て，患者の同意を得て，定期的に患者の自宅などに出向いて行う診療

出所：筆者作成。

（4）社会的入院の解消

　社会的入院（social hospitalization）とは，本来入院を必要とする状態ではない状態にある患者または入院しての治療が必要なくなった患者が，何らかの理由で退院をせず入院を続けている状態を指す。その理由としては患者や家族の生活上の都合が主なものであるが，医療機関と地域社会が入院に代わる生活の場を提供できる仕組みをもたないことが要因でもある（図1-4）。代表的な例として介護の代替案として入院医療が選ばれていることがある。介護の問題を医療資源を使って代替する方法は国民医療費の増大にもつながり，また必要な医療資源の市民への提供を妨げることにもつながるとして社会問題となっている。適切な退院先が確保できないことによって新たな入院要請を受けることができない事例も増えている。

　厚生労働省の患者調査では，「受け入れ条件が整えば退院可能（退院は決まっていないが退院可能な状態にある患者）」と区分されている入院者数は，2011（平成23）年には18.1万人で入院者総数の13.5％を占めると報告されている。

　精神科医療の領域でも，これまでの入院中心主義的な精神科医療のあり方に起因する長期入院によるホスピタリズム[(2)]によって，精神疾患をもつ患者の社会への適応がさらに困難となり社会的入院が解消できない状態が指摘されている。適切な受け入れ体制などの条件が整えば地域社会で生活可能な状態にあるにもかかわらず入院を続けている患者への対策が求められている。わが国の人口あたりの入院病床は，諸外国に比べて，療養病床や精神科病床を中心に多いといわれている。これらの病床を解消もしくは他の機能の病床へ移行することが政策的課題となっている。

　これらへの対策として，医療機関や地域ケアの担い手に対して，医療機関に

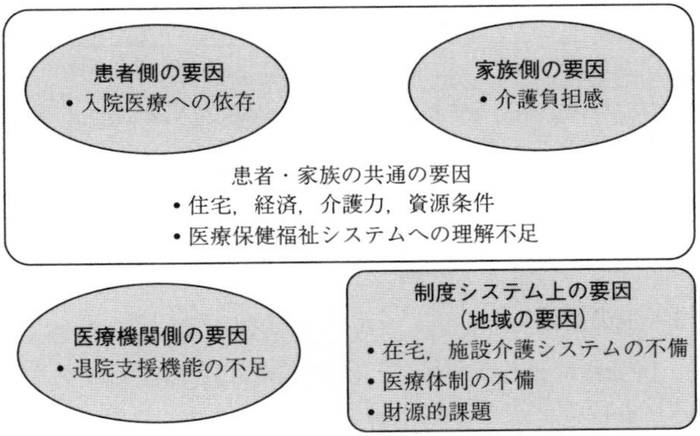

図1-4　社会的入院発生の要因

出所：水口由美（2008）「社会的入院に関する総合的レビューとその要因
　　　モデルの構築」『KEIO SFC JOURNAL』8(2)，166頁の図をもとに
　　　筆者作成。

おいては診療報酬での「入退院支援加算」，地域ケアにおいては障害者の日常
生活及び社会生活を総合的に支援するための法律（障害者総合支援法）による
「地域移行支援」「地域定着支援」などの「地域相談支援」が実施されている。
これに介護保険制度を使った支援を加えて，医療機関と地域が一体となった入
退院支援体制の構築が進められている。入退院支援とは，患者，家族が地域で
の生活との継続性をもって，入退院を行うことができ，安心で安全な退院後の
生活が送れるように，入院時または入院前から退院後の生活に向けて必要な準
備や調整を進めていく支援を指す。これは医療機関単独で行われるものではな
く，地域ケアシステムの中に医療機関の機能やサービスを位置づけ，その仕組
みづくりとともに実施されるものである。

4　保健医療における福祉的課題

　医療機関は一義的には治療を提供する機関であるが，近年では福祉課題が露
呈し，発見される場として認識されるようになっている。病気やけがの発生が
様々な生活障害の要因となることは知られているが，医療機関への受診をきっ
かけに，これまで地域で埋もれていた福祉課題が表面化してくる場面に遭遇す

ることも多い。そのような際に医療機関が福祉の視点をもって連携を実施する姿勢と，それを実現する体制の構築が期待されている。

（1）認知症

　認知症は，脳の何らかの器質的な変化に伴って起きる認知機能の低下を指す。世界保健機関（WHO）による国際的な疾病分類である ICD-10 では「慢性あるいは進行性の脳疾患によって生じる記憶，思考，見当識，理解，計算，学習，言語，判断などの高次脳機能障害からなる症候群」とされている。認知症や認知症様の症状をきたす疾患は複数指摘されているが，ICD-10 では認知症をさらにアルツハイマー病，血管性認知症，その他の疾患の認知症，特定不能の認知症に分類している。

　高齢化の進展とともに，認知症患者数は増加し，今後さらに増加することが見込まれている。また認知症には至らないが，正常な状態との中間の状態といわれる軽度認知障害（MCI：Mild Cognitive Impairment）の概念も使われるようになり，予防的な対応も含めた対策が求められている。2015（平成27）年に発表された「認知症施策推進総合戦略（新オレンジプラン）」の基本的考え方によれば，2012（平成24）年の統計で462万人とされた認知症有病者推定人数は，2025年には700万人，およそ 5 人に 1 人に増加することが想定されている。

　認知症の症状は様々で，中核症状と周辺症状に分けて整理されるが，その行動・心理的症状は生活の至る所に影響を及ぼし，その影響は，患者だけでなく家族や介護者にも大きな負担を与える。認知症の人を単に支えられる側と考えるのではなく，認知症の人と周囲の人々が，認知症とともに，よりよく生きていくことができるような環境整備が必要とされている。

　認知症及び軽度認知症の増加への対策として，長期的な入院や施設入所での対応は困難であり，予防と地域における共生，つまり認知症があっても，その人の意思が尊重され，住み慣れた地域でその人らしく，周囲の人々とともに生活できる社会の実現が求められている。認知症患者の増加によって，新たな医療福祉の課題が提起されている。同時に身体疾患をもつ認知症患者が増加することも想定され，精神科医療だけでなく，一般の医療機関での認知症患者への

適切な対応が求められる。また財産管理や治療方針の選択などについて判断能力の低下への対応を必要とする患者も増加することも予測されている。意思決定支援といわれるような，認知症患者の意思や尊厳を守る支援が期待される。また，認知症の支援において，認知症の人とともに暮らす家族への支援は欠かすことのできないものである。家族の心理や負担感に配慮するとともに，認知症についての正しい理解を促すことは有効な手段となる。

　認知症への医療的対策として，各都道府県には認知症疾患医療センターが設置され，認知症の鑑別診断や周辺症状と身体合併症の急性期対応などの「専門医療機能」と認知症疾患医療連携協議会の運営などを行う「地域連携機能」を提供している。センターには精神保健福祉士や保健師が配置され，相談や連携体制の構築に対応している。認知症疾患医療連携協議会は，地域の保健医療関係者，地域包括支援センター，介護保険関係者，認知症医療に関する有識者などから組織され，地域における認知症支援体制の構築を推進する役割をもっている。

（2）依存症

　あるものや行動を特別に好む個人の傾向のことを嗜癖（addiction）というが，近年では有害な結果が出ているにもかかわらずその行動を止めることができない状況を指して使われるようになっている。

　依存症（dependence）は，日々の生活や健康，人間関係や仕事などに悪影響を及ぼしているにもかかわらず，特定の物質や行動をやめたくてもやめられずコントロールできないようになっている状態を指す。依存症の問題は政策課題にもなり，2014（平成26）年にはアルコール健康障害対策基本法，2018（平成30）年にはギャンブル等依存症対策基本法など依存症対策関連の法律が成立している。依存症にはアルコールやニコチン，薬物などに関連する「物質依存症」とギャンブル等の行動や習慣に関連する「行動嗜癖」があるとされる。依存症は特定の物質の摂取や行動を続けることによって脳に器質的な変化が起きて症状が引き起こされる病気として認識されている。わが国の2017（平成29）年の統計データでは，アルコール依存症は約10万人，薬物依存症は約1万人，

ギャンブル等依存症は約3400人が病院で治療を受けている。依存症は医学的な疾患として診断基準も設けられている。日本では，主に ICD-10 の「依存症候群」の診断基準が使われており，アルコールについては，①飲酒への渇望，②飲酒コントロール喪失，③耐性，④離脱症状，⑤飲酒中心の生活，⑥否認のうち過去1年間に3項目以上を満たす場合を依存症と診断している。

　依存症は，特定の行動をコントロールする脳の機能が原因で起きているものであり，本人の意思が弱い，あるいは心が弱いから嗜癖をやめられないのではない。本人や家族の力だけでは改善していくことが困難な場合も多く，専門機関や当事者グループなどの力を借りながら取り組んでいく必要がある。依存症の本人やその家族は，嗜癖による仕事や人間関係のトラブルから生活そのものが困窮状態に追い込まれることもある。そのため医療的な関わりだけでなく，生活を見守り支えていく福祉的な支援も同時に提供される必要がある。依存症に関する偏見，差別を解消し，依存症者や家族に対する行動変容を促し，適切な治療と支援によって回復可能な疾患として認識する必要がある。2015（平成27）年に法務省と厚生労働省は「薬物依存のある刑務所出所者等の支援に関する地域連携ガイドライン」で，薬物使用等の罪を犯した者に対する刑の一部の執行を猶予する制度に付帯して，自治体，保護観察所，医療機関などの関係機関や福祉機関，民間支援団体が効果的に薬物依存症者への支援を実施することを推奨している。

（3）生活習慣病

　生活習慣病（life-style related diseases）は，以前は成人病といわれた脳卒中，がん，心臓病を，食生活や運動，喫煙，飲酒などの生活習慣という要素に着目して捉え直した用語である。近年では，これに慢性閉塞性肺疾患（COPD）を加えることもある。生活習慣病は年齢や生活習慣の様々な要因の集積によって発症し進行するものであり，慢性疾患である。一度罹患すれば，予後は不良な場合が多い。容易には治癒せず，完治を目指す治療ではなく，症状をコントロールする日常生活が求められる。

　近年，生活習慣による疾病群は，わが国の疾病構造では最も大きい割合を占

めている。そのため予防が重要とされ，予防のためには食生活や運動あるいはストレスなどの管理が求められている。

　生活習慣病は，しばしば治らない病気といわれることがある。罹患した人は，この病気と共存することを求められる。この健康のつまずきが，その人の人生や生活のつまずきにならないような取り組みが必要になる。1947年に採択されたWHO憲章の前文では，健康の概念について「病気でないとか，弱っていないということではなく，肉体的にも，精神的にも，そして社会的にも，すべてが満たされた状態にあること」とされている。「無病息災（病気がなく幸せに生活する）から一病息災（病気があっても幸せに生活する）へ」といわれるように，病気があっても福祉が保たれている状態を追求することが，健康の概念には含まれている。

　生活習慣病の患者は，治療を続けながら，規則正しい生活を継続する必要があり，その取り組みは，治療を担当する医療職者だけでなく，生活ケアを担う福祉領域の支援者の参加が重要な意味をもつ。

注
(1)　日本医師会・四病院団体協議会（2013）「医療提供体制のあり方　日本医師会・四病院団体協議会合同提言」3頁。
(2)　長期にわたる隔離された入院生活で，日常生活に必要な社会生活技能などが失われてしまうこと。

参考文献
猪飼周平（2010）『病院の世紀の理論』有斐閣。
厚生労働省（2015）「平成27年度　国民医療費の概況」。
厚生労働省（2017）「医療提供体制に関する現状と課題」。
厚生労働省（2019）「外来医療に係る医療提供体制の確保に関するガイドライン」。
厚生労働省（2020）「平成30年度　国民医療費の概況」。
厚生労働省（2020）令和元年度依存症専門医療機関・相談拠点等合同全国会議資料「依存症対策について」。
日本神経学会「認知症疾患診療ガイドライン」作成委員会編（2017）『認知症疾患診療ガイドライン』医学書院。

法務省・厚生労働省（2015）「薬物依存のある刑務所出所者等の支援に関する地域連携ガイドライン」。

学習課題

① 　医療提供体制について，医療費適正化として実施されている方法にはどのようなものがあるか考えてみよう。

② 　わが国の医療供給体制の変化に沿って，国民の受診行動にどのような変化が生じているか考えてみよう。

③ 　本章で取り上げた認知症，依存症について，なぜ福祉的課題として取り扱う必要があるのかについて考えてみよう。

コラム　生活を分断しない医療へ

　20世紀において医療はその科学性を高め，病気の治癒と根絶を目指し，清潔で高機能な医療設備や人員体制を整えた大病院中心の医療体制が作られた。そして規模の大きな病院の方がより安全で適切な医療が提供されるとする大病院信仰に基づく人々の受診行動が形成されてきた。

　猪飼周平は『病院の世紀の理論』（2010年，有斐閣）で，このような病院中心の医療が医療システムとして展開した時代を「病院の世紀」と称した。その後，疾病構造が生活習慣を要因とする慢性疾患の時代となり，高齢社会における福祉や障害者福祉のあり方が地域生活中心となってきた変化から，このパラダイムは終焉し，地域包括ケアの時代へと移行したと指摘している。

　医療機関を受診することや病院に入院することは，非日常の行為と捉えられがちである。しかし，慢性疾患の時代において，治らない病気や加齢に伴う体の機能低下とどのように向き合うかと考えたときに，医療と関わりをもつことを，日常の生活の中に位置づける必要性が生じる。医療を生活に沿ったものにしていく，医療の利用が生活を分断しないことが求められている。高度な医療が必要なくなったわけではない。高度救命医療や最先端の医療の発展は今後も続いていかなければならない。日常を支えるケア的な医療とキュアを目指す治療が分断なく提供される医療システムの構築が望まれる。これは政策的な課題でもあるが，市民にとっては，自分の生活に即した医療を選択し，選び取っていく主体性が求められることになる。医療者と患者の関係性もパターナリズムからパートナーシップが重視されるようになっているが，患者として医療を自身の生活課題を解決するための資源として活用していく力が必要な時代になったということもできる。これを可能にするインテリジェンス（情報や知識）はすべての人々に備わっているわけではない。このことを踏まえると，この判断を支える支援が広く地域ケアを担う支援者に求められていることがわかる。生活を分断しない医療の提供のためには，医療と福祉の連携した支援が必要である。

第2章

保健医療の制度

　私たちが生活を送る中で，けがや病気は避けられない生活上のリスクといえる。そのリスクに対して個人で備えることには限界があるため，医療保険制度が設けられている。しかし，制度が職業，年齢で分かれており患者・家族にとって複雑である。また，他の公的サービスと同様に申請主義であることで，制度が十分に活用されていない場合もある。社会福祉士として，まず制度を理解すること，そして，制度の不備など構造的な課題にも目を向け，それを改善する姿勢も身につけてほしい。

1　医療保険制度

（1）医療保障制度

　わが国の医療保障の制度は「国民皆保険」と称されるように，すべての国民が公的な医療保険制度に加入する制度が基礎となっている。

　戦前から労働者を対象とする健康保険法が制定され，また，労働者以外を対象とする国民健康保険法も制定されていたが，すべての国民が加入する制度ではなかったことや，戦争の激化で制度自体が立ち行かなくなってしまった。

　すべての国民が公的な医療保険制度に加入する制度が導入され，「国民皆保険」となったのは1961（昭和36）年である。「国民皆保険」が実現したことで，国民は「誰でも」「どこでも」「いつでも」，医療保険を使って医療が受けられることになった。このように私たちの健康な暮らしを支えるのが，公的医療保険制度である。一方で表2-1に示す通り，労働者災害補償保険制度，公費負

表 2-1　わが国の医療保障制度

社会保険

制度				運営	対象者
医療保険	75歳未満	被用者保険	健康保険	健康保険組合	大企業などの被用者とその被扶養者
				全国健康保険協会（協会けんぽ）	中小企業の被用者とその被扶養者
			国家公務員共済組合		国家公務員
			地方公務員共済組合		地方公務員
			私立学校教職員共済（事業団）		私立学校の教職員
		地域保険	国民健康保険	都道府県と市（区）町村の共同実施	被用者保険と国民健康保険組合に加入しない国民
				国民健康保険組合	国民健康保険組合を設立している同業種の自営業者
	75歳以上	後期高齢者医療保険制度		市町村の広域連合	75歳（一定の障害がある場合は65歳）以上の者
労災	労働者災害補償保険			国	民間被用者

公費負担医療

制度	運営	対象者
法律・条例に基づく制度	国・地方自治体	制度に該当する者
生活保護制度（医療扶助）	地方自治体	被保護者

無料低額診療事業

制度	運営	対象者
第2種社会福祉事業	社会福祉法人、医療法人等	生活困窮者

出所：筆者作成。

18

担医療制度，無料低額診療制度なども国民の医療を保障する制度として機能している。

（2）医療保険制度の概要

　わが国の医療保険制度は，被用者保険と国民健康保険，後期高齢者医療制度の3つに大別される。

　この医療保険制度の大きな特徴は，保険給付が「現物給付」されることである。つまり，私たちが病気やけがで，保険証を持って医療機関を受診した際に，診察，検査，治療などの医療サービス（療養の給付）を受けるが，まさしくこれらが「現物給付」である。一方で，個人が任意に加入する民間保険会社の医療保険では，入院1日あたりで給付金を支給するなど事後的な現金給付が中心である。この違いは，公的医療保険制度が疾病による生活の破綻を防止する目的をもっているからである。

　なお，業務に従事した際に生じたけがや疾病以外は医療保険制度の対象となるが，各人がどの医療保険制度に該当し加入するかは，年齢，職業によって異なる。

　先の表2-1をもとに説明していく。まず，75歳以上であれば後期高齢者医療制度に加入する。一方で75歳未満の場合は被用者保険該当者か地域保険該当者で分かれ，被用者保険該当者の場合は民間被用者と公務員等でまた分かれる。

　民間被用者は，大企業などに勤務する者と中小企業に勤務する者で加入する健康保険が分かれる。公務員等は，共済組合に加入するが，国家公務員，地方公務員，私立学校教職員でそれぞれに運営主体が異なる。

　地域保険である国民健康保険は，先に説明した被用者保険に加入しておらず，また国民健康保険組合[1]に加入しない者が，都道府県と市（区）町村が共同実施している国民健康保険に加入することになる。

　なお，この都道府県と市（区）町村が共同実施している国民健康保険（以下，国民健康保険）は，旧来，市（区）町村が単独で運営していたが，2018（平成30）年度より各都道府県内の市（区）町村とともに都道府県も国民健康保険の運営をすることになった。ただし，被保険者証，限度額適用認定証等の発行，保険

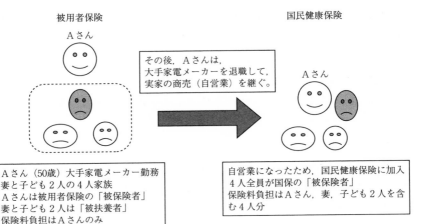

図2-1　被用者保険と国民健康保険の保険料負担（Aさん一家の例）
出所：筆者作成。

料の賦課，徴収，保険給付の決定，支給（療養費，高額療養費等）は，引き続き
市（区）町村の業務として行っている。

（3）医療保険の保険料

　医療保険の保険料は，被用者保険と国民健康保険で算定方法が異なる。被用
者保険は健康保険，共済ともに被保険者の給与，賞与などの報酬（標準報酬）
に基づき保険料が課される。その保険料は労使で折半し事業主が納付している。
被用者保険では，被保険者の被扶養者には保険料は課されない。

　国民健康保険は，加入世帯の人数・年齢と前年の所得金額をもとに，世帯単
位で，市（区）町村が国民健康保険料または国民健康保険税として保険料（税）
を決定し徴収する。

　Aさん一家の例（図2-1）で示す通り，被用者保険とは異なり国民健康保険
には扶養の概念がないため，国民健康保険加入者全員が被保険者となり，それ
ぞれに保険料が課されるが世帯主に納付義務がある。国民健康保険では低所得
者，解雇や雇止めで失業した者に対する保険料（税）の軽減措置や，災害や倒
産などで生活が困窮する者に対する減免措置がある。一方で，保険料（税）を
納付しない者に対しては，市（区）町村は督促や催告を行ったうえで，有効期

限を定めた短期被保険者証の発行や被保険者資格証明書を交付することになっている。このことが，無保険の生活困窮者を生み出す要因であると指摘されている。

（4）医療保険の保険給付

医療保険の保険給付は，法律で定められた法定給付と，健保組合などが独自に行う付加給付がある。付加給付は保険財政に余裕のある一部の健保組合で実施されている。法定給付は，医療給付と現金給付に区分される。

①　医療給付

医療給付は療養の給付と療養費に区分される。私たちがけがや疾病の治療で，健康保険証を持参して診療を受ける行為が療養の給付にあたる。医療機関の窓口で一部負担金を支払うが，それ以外の費用は加入している医療保険から医療機関に支払われる。療養の給付は診察，処置，手術などの医療サービスの現物給付である。ただし，この療養の給付は法律に基づき指定された保険医療機関でしか受けられない。

療養費は，療養の給付が受けられなかった場合の現金給付である。たとえば，旅行先で医療機関を受診した際に保険証を持参しておらず，治療費を全額自己負担した場合などは，加入している保険者に対して手続きを行うことで，一部自己負担金を除いた療養の給付に相当する金額が返金される。このような立て替え払いのことを療養費払いと呼ぶ。なお，図2-2で示す通り法定給付には療養費の名がつくものが複数あるが，その多くは現在では現物給付となっている。

②　現金給付

現金給付は，慶弔一時金と休業に伴う所得補償の性質をもつものに区分できる。

慶弔一時金給付としては出産と死亡が対象となり，出産育児一時金（被保険者），家族出産育児一時金（被扶養者）は出産時に支給される現金給付で，2022（令和4）年現在は42万円，なお産科医療補償制度対象外の場合は40万4000円が支給される。現金給付の制度であるが，出産にかかる費用に出産育児一時金を

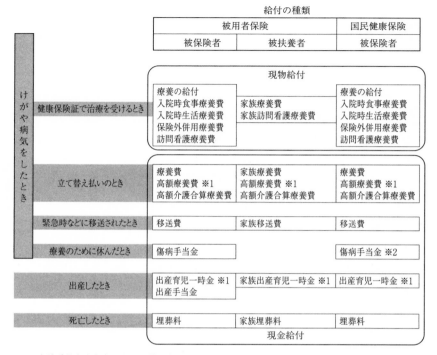

※1　申請手続きを行うことで現物給付が可能。
※2　一部の国保組合で実施。

図 2-2　被用者保険と国民健康保険の法定給付

出所：全国健康保険協会「保険給付の種類と内容」（https://www.kyoukaikenpo.or.jp/g7/cat710/sb3160/
　　　sb3170/sbb31700/1940-252/　2021年8月20日閲覧）を参考に筆者作成。

充てたい場合に，出産育児一時金を保険者から医療機関等に直接支払う仕組み
である直接支払制度も活用することができる。埋葬料（被保険者・被扶養者）は，
被保険者または被扶養者が死亡した場合に支給される。

　休業補償としては，傷病手当金と出産手当金がある。傷病手当金は，療養の
ために就労ができず無給となった被用者保険の被保険者に対して支給される所
得補償である。1日あたりの傷病手当金支給額は，「傷病手当金の支給開始日
以前の継続した12か月の各月の標準報酬月額を平均した金額の30分の1に相当
する額の3分の2」で，支給期間は同一傷病で最長1年6か月である。これま
で，傷病の状態が一時回復して就労を再開したため傷病手当金が一定期間支給

表2-2　保険給付と一部負担割合

	年齢別	給付率	一部負担割合
後期高齢者医療	75歳以上	9割 （一定以上の所得者　8割）※ （現役並み所得者　　7割）	1割 （一定以上の所得者　2割）※ （現役並み所得者　　3割）
医療保険 高齢受給者	70～75歳未満	8割 （現役並み所得者　7割）	2割 （現役並み所得者　3割）
医療保険 一般	義務教育就学 　　　～70歳未満	7割	3割
	誕生 　　　～義務教育就学前	8割	2割

※　2022（令和4）年10月1日から施行。
出所：筆者作成。

されなかった場合でも，支給開始日より1年6か月で打ち切られていたが，法改正により2022（令和4）年度からは，出勤に伴い不支給となった期間があった場合，その分を期間延長して支給を受けられるように，支給期間の通算化が行われることになった。なお，傷病手当金は被用者保険と一部の国保組合が実施しているのみである。国民健康保険では基本的に支給はされていない。しかし，非正規雇用が増加する中，被用者保険に加入できずに国民健康保険に加入している非正規労働者が多数存在しており，国民健康保険での傷病手当金の支給については今後議論が必要である。出産手当金は，被用者保険の被保険者が取得した産前6週，産後8週の休暇が無給であった場合に支給される所得補償である。1日あたりの出産手当金支給額は「出産手当金の支給開始日以前の継続した12か月の各月の標準報酬月額を平均した金額の30分の1に相当する額の3分の2」で，傷病手当金と同様の算出方法である。

（5）一部負担金・負担割合

被保険者，被扶養者の医療機関での一部負担割合は，表2-2に示す通り年齢や所得に応じて異なっている。また，一部負担金には自己負担限度額が設定されており，その自己負担限度額を超えた額が高額療養費として償還払いされる。

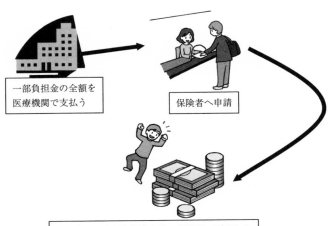

一部負担金の全額を
医療機関で支払う

保険者へ申請

自己負担限度額を超えた分の額が払い戻される

計算してみよう
……総医療費が100万円，患者一部負担額が30万円，年収が約370～約770万円の場合

80,100 円＋(1,000,000 円－267,000 円)×1％＝87,430 円（自己負担限度額）

支払った金額　　　300,000 円
自己負担限度額　　 87,430 円
払戻金額　　　　　212,570 円

図 2-3　高額療養費制度の手続き

出所：筆者作成。

（6）高額療養費制度

　一部負担金が高額となった場合の経済的負担を軽減する制度が，高額療養費制度である。高額療養費制度では支払った一部負担金のうち，自己負担限度額を超えた分の額が払い戻される（償還払い）が，その自己負担限度額は年齢，所得に応じて異なっている。

　手続きの大まかな流れは，図2-3に示す通り，医療機関で一部負担金の全額を支払い，その後加入している医療保険に高額療養費の請求を行うことで，自己負担限度額を超えた分の額が払い戻される。高額療養費は現金給付が原則であるが，限度額適用認定証の交付を受けることで，医療機関での一部負担金の支払いを自己負担限度額だけで済ませることもできる。この場合，高額療養

費に相当する金額が保険者から医療機関に支払われる。

（7）　その他の支援制度

①　高額介護合算療養費

同一世帯で医療保険の自己負担額と介護保険の利用負担額を合算した額が一定の金額を超えると，超えた分の額が高額介護合算療養費として支給される。

②　食事療養費標準負担額

入院中の食事療養に係る費用は，一部負担金に含まれておらず，1 食あたりで定められた標準負担額（食事療養費標準負担額）を支払うことになる。なお，住民税非課税世帯に対しては，負担を軽減するため，食事療養費標準負担額認定証が発行される場合がある。

2　労働者災害補償保険

業務に従事した際に生じたけがや疾病（労働災害）については，医療保険での診療は行えない。そのため民間被用者は労働者災害補償保険（労災保険）によって補償される。社会保険であるため保険料負担があるが，保険料は全額事業主負担で労働者は保険料を負担しない。労災保険は，原則として 1 人でも労働者を雇用している場合，業種の規模を問わず，すべての事業に適用される。労災保険における労働者とは，アルバイトやパートタイマー等の雇用形態の別を問わない。

労働災害には，業務災害と通勤災害がある。業務災害とは，業務によって生じた負傷，疾病，障害または死亡のことで，これらを生じさせた事業主の責任となる。通勤災害は通勤中の事故による傷病で，労災保険の給付対象となっている。

労働災害によって負傷した場合などは，労働基準監督署に申請し，労働基準監督署の調査，認定が行われ保険給付を受けられる。業務災害による傷病の治療を行う際，労災病院や労災指定医療機関でない場合は，現物給付はされず医療費の全額をいったん支払い，その後払い戻される償還払いとなる。

　なお，国家公務員，地方公務員は民間被用者ではないため，労災保険の適用は受けられないが，それぞれ国家公務員，地方公務員災害補償制度が整備されており，その費用は国，地方自治体が負担している。

3　公費負担医療制度

　医療の保障には，医療保険からの給付だけでなく，公的扶助，社会福祉，公衆衛生等からの給付である公費負担医療制度も存在する。この制度は，個々の法律に基づき，特定の人々を対象として国または地方公共団体が医療給付を行うものである。

　国が法律で定めたものとして，戦傷病者特別援護法による「療養の給付」，原子爆弾被爆者に対する援護に関する法律による「認定疾病医療」，障害者総合支援法による「精神通院医療」「更生医療」「育成医療」，難病の患者に対する医療等に関する法律による「特定医療費」，生活保護法による「医療扶助」などがある。

　これらの公費負担医療制度は，その医療費を公費（税）で賄っている。その負担の仕組みには，「公費優先」と「保険優先」がある。図2−4で示す通り，「公費優先」とは，医療費の全額を公費負担医療制度が負担するもので，戦傷病者特別援護法による「療養の給付」，原子爆弾被爆者に対する援護に関する法律による「認定疾病医療」がそれにあたる。一方，「保険優先」では医療保険からの給付が優先され，患者一部負担金を公費負担医療制度が負担することになる。公費負担医療制度ではこの「保険優先」を採用しているものが多く，また所得に応じ自己負担を求められることもある。

　公費負担医療制度には，自治体が独自に実施している医療費補助制度も多い。対象は，子ども，ひとり親家庭，障害者などで，「保険優先」で医療保険の患者一部負担金を自治体が負担している。

通常の保険診療（7割給付3割負担）の場合

保険給付（7割給付）	自己負担（3割負担）

「公費優先」の場合

全額公費負担

「保険優先」（7割給付3割負担）の場合

保険給付（7割給付）	公費負担（3割）

図 2-4　公費負担医療制度における「公費優先」と
「保険優先」

出所：筆者作成。

4　無料低額診療事業

　無料低額診療事業は，社会福祉法第2条第3項第9号の規定に基づき，生計困難者に無料または低額な料金で診療を行う事業のことである。無料低額診療事業は第二種社会福祉事業に位置づけられており，その対象者は，低所得者，要保護者，ホームレス，DV被害者，人身取引被害者などとされる。

　無料低額診療事業では，診療施設が無料診療券または低額診療券を発行し，それら診療券を地域の社会福祉協議会などで保管し，必要に応じて生計困難者等に交付する。診療費の減免額は，診療施設において関係機関との協議で決定される（図2-5）。

　無料低額診療事業を実施するには，医療ソーシャルワーカーの配置が必須であることや，生活保護受給者と無料または診療費の10％以上の減免を受けた者の延べ数が，取り扱う患者の総延べ数の10％以上であることなどが定められている。なお，無料または低額とした診療費は，無料低額診療事業を実施する診療施設が負担するが，一方で固定資産税や不動産取得税の非課税などの税制上の優遇措置が設けられている。全国で無料低額診療事業を行っている病院・診療所は2020（令和2）年度現在で732か所となっている。

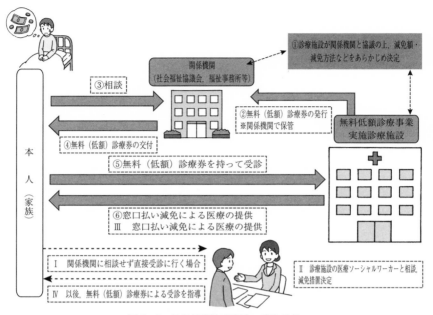

図2-5　無料低額診療事業の受診手続
出所：厚生労働省（2008）第4回医療機関の未収金問題に関する検討会資料3をもとに筆者作成。

5　診療報酬制度

　病院や診療所などの医療機関は，健康保険法，国民健康保険法等で規定された範囲内で診療を行う。これを保険診療と呼び，保険診療を行う医療機関を保険医療機関という。なお，保険医療機関でない医療機関では保険診療が行えないため，医療費は患者の全額自己負担となる。そのため，私たちが日常受診する病院や診療所の多くは保険医療機関である。

　この保険医療機関が患者に対して行った保険診療の対価が診療報酬であり，保険医療機関の収入となる。診療報酬は，原則として実施した診療行為の一つひとつに点数が定められており，この点数を加算して1点の単価を10円（労災保険は12円）として計算していく。このような支払い方式を出来高払い方式と

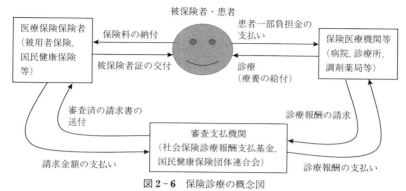

図 2 - 6　保険診療の概念図

出所：厚生労働統計協会編（2020）『国民衛生の動向　2020/2021』228頁をもとに筆者作成。

呼ぶ。一方で，急性期医療を提供する病院を中心に，包括払いの DPC（診断群分類包括評価）の導入が進んでいる。

　診療報酬の算定に用いる点数は，医科診療報酬点数表，歯科診療報酬点数表，調剤報酬点数表に定められている。この点数表の改定は，厚生労働大臣が中央社会保険医療協議会に諮問し，その答申に基づいて告示される。診療報酬の改定は，原則 2 年に一度実施されている。なお，介護保険の介護報酬の改定は 3 年に一度行われており，そのため 6 年に一度，診療報酬と介護報酬の同時改定が行われる。次回2024年がそれにあたるが，これまでも同時改定時には，医療保険制度と介護保険制度の大きな改革が行われている。

　このように診療報酬の改定による点数の引き上げ・引き下げは，医療制度全体に影響を与え，医療機関の経営だけでなく，患者が支払う一部負担金にも波及している。

　保険医療機関は，保険診療を行った際に患者から患者一部負担金を受け取るが，それとは別に 1 か月間の診療をまとめて診療報酬明細書（レセプト）に記入し，診療報酬の請求を行う。保険医療機関から請求された診療報酬明細書（レセプト）は，被用者保険は社会保険診療報酬支払基金，国民健康保険と後期高齢者医療は国民健康保険団体連合会で請求内容の審査が行われ，診療・請求内容に問題がなければ診療報酬が保険医療機関に支払われる制度となっている（図 2 - 6）。

6　保健医療の制度とソーシャルワーカー

　保健医療分野のソーシャルワークは，二次分野と呼ばれる領域であり，ソーシャルワークが副次的な機能として展開される分野である。保健医療分野の主たる目的は，疾病などの治療である。つまり，治療を行ううえで支障となる課題を解決することが，ソーシャルワーカーに求められているのである。

　近年の医療の高度化，社会環境の変化によって，治療を進める中で様々な課題が発生してきており，これらの課題を解決するために，ソーシャルワーカーに期待が寄せられている。

　たとえば「がん治療」を取り上げると，がんはわが国において1981（昭和56）年より死因の第1位である。高齢化によってがんの罹患者，死亡者は増えている。一方で，がん検診の普及，医療技術の進歩，抗がん剤の開発などによって，かつて囁かれていたような「不治の病」ではなくなった。また，この間，全国どこでも質の高いがん医療を提供するために「がん診療連携拠点病院」が各地に整備された。しかし，がんが「不治の病」ではなくなったことによって，がん患者の仕事と治療の両立支援などが新たな課題となっている。国は，がん対策の総合的かつ計画的な推進を図るため，がん対策基本法に基づき，「がん対策推進基本計画」を策定している。現在は2017（平成29）年からの「がん対策推進基本計画（第3期）」にあたる。この計画には「がん予防」「がん医療の充実」だけでなく，「がんとの共生」も掲げられており，具体的には以下の課題を示している。①がんと診断された時からの緩和ケア，②相談支援，情報提供，③社会連携に基づくがん対策・がん患者支援，④がん患者等の就労を含めた社会的な問題，⑤ライフステージに応じたがん対策。

　つまり今日，私たちは「がんと共に生きる社会」に生きているといえる。そのような中で，患者が気軽に相談できるように「がん相談支援センター」も整備されている。そこでは，患者や家族に対して，がんについて正しい情報を発信し，また，がん患者がその不安を解消できるように，患者会，がんサロンなどを開催しているが，その運営に相談援助の専門職として社会福祉士が活躍し

ている。

　このように，医療の進化は別の課題を生み出すこともあるが，それらを解決して患者が治療に専念できる環境を保障していくことが，保健医療分野のソーシャルワーカーの重要な使命である。

注
(1)　国民健康保険組合（国保組合）とは，国民健康保険法第13条によると「同種の事業又は業務に従事する者で当該組合の地区内に住所を有するものを組合員として組織する」とされている。具体的には，建設業従事者，開業している医師，歯科医師，薬剤師などが設立している。

参考文献
飯田修平編著（2021）『病院早わかり読本　第6版』医学書院。
厚生労働省（2008）第4回医療機関の未収金問題に関する検討会資料「無料低額診療事業について」（https://www.mhlw.go.jp/shingi/2008/01/dl/s0121-7d.pdf　2021年08月20日閲覧）。
厚生労働省（2021）『令和3年版　厚生労働白書　資料編』（https://www.mhlw.go.jp/wp/hakusyo/kousei/20-2/dl/02.pdf　2021年8月20日閲覧）27頁。
厚生労働統計協会編（2020）『国民衛生の動向　2020/2021』228，231頁。
札幌テレビ放送取材班（2010）『がん患者，お金との闘い』岩波書店。
全国健康保険協会「保険給付の種類と内容」（https://www.kyoukaikenpo.or.jp/g7/cat710/sb3160/sb3170/sbb31700/1940-252/　2021年8月20日閲覧）。
結城康博（2006）『医療の値段——診療報酬と政治』岩波書店。
吉永純ほか編著（2019）『無料低額診療事業のすべて——役割・実践・実務』クリエイツかもがわ。

学習課題
①　居住地の自治体と近隣の市区町村のウェブサイトを確認し，国民健康保険の保険料（税）の軽減措置や減免措置が住民に対してどのように案内されているかを調べ，それぞれの説明内容を比較してみよう。
②　無料低額診療事業を行っている近隣の医療機関を探してみよう。

コラム　保険の給付とならない診療とは

　健康保険証を持っていても，保険証が使えず保険給付がされない事態とはどのような場合か？

　まず考えられるのが業務に起因する場合である。この場合は労災保険が適用される。事業所が労災隠しのために保険診療を従業員に勧める場合があるが，これは違法行為である。

　次に，出産については，出産自体が疾病ではないので，正常な分娩は「療養の給付」の対象にはならない。そのため，出産育児一時金の直接払いを利用しない場合は，かかった費用の全額を医療機関に支払う必要がある。つまり，病気でない場合は，保険給付はされない。したがって，美容整形や歯列矯正などは健康保険が使えない自費診療となる。

　また，第三者行為による傷病も原則として保険給付はされない。傷病の原因が第三者によって引き起こされた場合，その原因を生じさせた者に責任があるため，健康保険は使えない。代表的なものとしては，交通事故によるけがである。ただし，「第三者行為による傷病届」による保険給付は可能である。

　最後に，「故意に給付事由を生じさせた場合」も保険給付の対象とならない。ここで問題となるのは，自殺未遂における治療である。自殺未遂は，「故意に給付事由を生じさせた場合」に該当し，本来保険給付の対象とならない。そのため治療費は全額自費となる。このことで痛ましい事件も引き起こされた。かつて，自殺未遂で意識不明となった息子の医療費が全額自費になると説明を受けた母親が，残された息子の妻や孫の今後を悲観して，病室で息子を刺殺するという事件があった。自殺未遂における治療は，「故意に給付事由を生じさせた場合」に該当するが，一方で厚生労働省は，通知「自殺未遂による傷病に係る保険給付等について」（平成22年5月21日）において，「自殺未遂による傷病について，その傷病の発生が精神疾患等に起因するものと認められる場合は，『故意』に給付事由を生じさせたことに当たらず，保険給付等の対象」としている。残念ながらこの事例がこれに該当したかは不明である。しかし，もしそうであったなら結果は大きく異なっていたはずであり，そう考えるとやるせない気持ちになり，制度周知の課題を考えさせられる。

第3章

保健医療の政策とサービス

　わが国の保健医療の政策は，人口の高齢化や医療技術の進歩，疾病構造の変化，さらには国民の意識の変化，国民医療費の増加等の医療を取り巻く社会の変化に対応しながら変化，発展してきた。今後，団塊の世代が後期高齢者となり国民の医療・福祉に関する需要はさらに高まると想定されている。特に，要介護となっても，住み慣れた地域で自分らしい暮らしができるよう，医療・介護・生活支援等の一体的な提供を目指す地域包括ケアシステムの構築は医療政策と強い関連をもっている。本章では，医療法のこれまでの変遷と医療提供施設のそれぞれの機能，医療供給体制の確保のために重要な医療計画について学び，現代の医療政策の動向のポイントと今後の方向性について理解を深めることを目的とする。

1　医療法の概要

（1）医療法とは

　医療法は，「医療を受ける者の利益の保護及び良質かつ適切な医療を効率的に提供する体制の確保を図り，もつて国民の健康の保持に寄与する」（第1条）ことを目的として1948（昭和23）年に制定されたものであり，わが国の医療供給体制の根幹をなす法律である。患者の医療に関する適切な選択の支援，医療の安全確保，医療提供施設の開設・管理，医療提供施設の機能の分担・連携等について定められている。

　また，理念として，医療が，生命の尊重と個人の尊厳の保持を重んじ，医師，

表3-1　医療法改正の変遷

1985年改正（第1次）	都道府県による医療計画の導入，医療圏の必要病床数の制限，病院病床数の総量規制
1992年改正（第2次）	特定機能病院・療養型病床群の制度化，広告規制の緩和
1997年改正（第3次）	地域医療支援病院の創設，診療所における療養型病床群の設置，インフォームド・コンセントの努力義務規定
2000年改正（第4次）	一般病床と療養病床の区分化，医師の臨床研修制度の義務化
2006年改正（第5次）	医療に関する情報提供の推進，医療計画制度見直し等を通じた医療機能の分化・地域医療の連携体制の構築，医療安全確保の推進，社会医療法人の創設
2014年改正（第6次）	病床機能報告制度の制定，地域医療構想の策定，特定機能病院の承認更新制の導入
2015年改正（第7次）	地域医療連携推進法人制度の創設，医療法人制度の見直し
2017年改正（第8次）	医療広告規制の強化，持分なし医療法人移行計画認定制度の要件緩和，監督規定と検体検査の品質制度管理の整備
2018年改正（第9次）	医師少数区域等で勤務した医師を評価する制度の創設，医師確保対策の実施体制整備・対策の充実，地域での外来医療機能の偏在・不足等への対応

出所：筆者作成。

歯科医師，薬剤師，看護師等の医療の担い手と患者との信頼関係に基づくものであること，治療のみならず，疾病の予防のための措置，リハビリテーションを含む良質かつ適切なものでなければならないと明記されており，医療提供にあたっては，医療と福祉の連携の必要性のほか，国と地方公共団体の責務が定められている。

（2）医療法の変遷

　第二次世界大戦後の日本の医療体制の整備においては，すべての国民が平等に医療を受けることができるよう病床を増やすことが大きな目的とされた。高度経済成長を背景に，1961（昭和36）年の国民皆保険・皆年金の体制の実現を経て，社会保障制度は発展をしてきた。しかし，1973（昭和48）年の高齢者医療費の無料化（「福祉元年」政策）の導入は高齢者医療費の増大をもたらした。この医療費の増大が，第1次医療法改正における，病床の総量規制と医療計画の導入につながった。以降，医療法は高齢化や疾病構造の変化などの時代の変

化の中で改正を重ねてきている（表3-1）。

2　医療提供施設

（1）医療提供施設の種類

　医療法においては，病院，診療所，介護老人保健施設，介護医療院，調剤薬局その他の医療を提供する施設のことを医療提供施設という。それぞれの定義は以下の通りである。

　①　病院

　医師または歯科医師が，医業または歯科医業を行う場所であって，20人以上の患者を入院させるための施設を有するものである。

　②　診療所

　医師または歯科医師が，医業または歯科医業を行う場所であって，患者を入院させるための施設を有しないもの，または19人以下の患者を入院させるための施設を有するものである。

　③　介護老人保健施設

　介護保険法の規定による施設である。要介護者であって，主としてその心身の機能の維持回復を図り，居宅における生活を営むことができるようにするための支援が必要である者に対し，看護，医学的管理の下における介護及び機能訓練その他必要な医療並びに日常生活上の世話を行うことを目的とする施設とされている。

　④　介護医療院

　介護保険法の規定による施設である。要介護者であって，主として長期にわたり療養が必要である者に対し，療養上の管理，看護，医学的管理の下における介護及び機能訓練その他必要な医療並びに日常生活上の世話を行うことを目的とする施設とされている。

　⑤　助産所

　助産師がその業務を行う場所（病院または診療所において行うものを除く）である。妊婦，産婦またはじょく婦10人以上の入所施設を有してはならない。

⑥　調剤薬局

薬剤師が販売または授与の目的で調剤の業務並びに薬剤及び医薬品の適正な使用に必要な情報の提供及び薬学的知見に基づく指導の業務を行う場所である。医薬品，医療機器等の品質，有効性及び安全性の確保等に関する法律（薬機法）に定められている。

（2）病院の類型

医療法においては，病院のうち一定の機能を有する病院（特定機能病院，地域医療支援病院，臨床研究中核病院）について，一般の病院とは異なる要件を定めている。

①　特定機能病院

特定機能病院は，高度の医療を提供する病院として，第2次医療法改正において制度化された。具体的には，高度の医療の提供，開発及び評価，並びに研修を実施する能力を有すること，400床以上の病床を有すること等のほかに，通常の2倍程度の医師の配置や構造設備，医療安全管理体制の整備についての要件が定められており，厚生労働大臣が承認する。2014（平成26）年の見直しでは，紹介率を50％以上かつ逆紹介率を40％以上（特定の領域においては紹介率80％以上，逆紹介率60％以上）とするよう，より厳しい基準となった。

②　地域医療支援病院

地域医療支援病院は，かかりつけ医，かかりつけ歯科医を支援し，地域医療の確保を目的としている。都道府県知事が承認し，開設主体は国，都道府県，市町村，社会医療法人，医療法人等である。具体的には，紹介患者中心の医療を提供していること，救急医療を提供する能力を有すること，建物，設備，機器等を地域の医師等が利用できる体制を確保していること，地域医療従事者に対する研修を行っていること，200床以上の病床を有している等の承認要件がある。

③　臨床研究中核病院

臨床研究中核病院とは，革新的な医薬品・医療機器の開発などに必要となる質の高い臨床研究を推進するため，国際水準の臨床研究や医師主導治験の中心

表 3-2　医療法における病床区分

	二次医療圏で病床数を規定		三次医療圏で病床数を規定			
	一般病床 （約89万床）	療養病床 （約32万床）	精神病床 （約33万床）		感染症病床 （約1,900床）	結核病床 （約4,800床）
定義	精神病床，結核病床，感染症病床，療養病床以外の病床	長期にわたり療養を必要とする患者を入院させるための病床	精神疾患を有する者を入院させるための病床		感染症法の1類感染症，2類感染症，新感染症の患者を入院させるための病床	結核の患者を入院させるための病床
			大学病院等	その他の病院		
人員配置　医師	16床：1	48床：1	16床：1	48床：1	16床：1	16床：1
看護職員	3床：1	4床：1	3床：1	4床：1	3床：1	4床：1
薬剤師	70床：1	150床：1	70床：1	150床：1	70床：1	70床：1
看護補助者	—	4床：1	—	—	—	—
必置施設	・各科専門の診察室　・手術室　・処置室　・臨床検査施設　・エックス線装置 ・調剤所　・給食施設　・診療に関する諸記録　・分べん室及び新生児の入浴施設 ・消毒施設　・洗濯施設　・消火用の機械又は器具					
		・機能訓練室 ・談話室 ・食堂，浴室	・精神疾患の適切な医療提供と患者の保護に必要な施設		・機械換気設備 ・感染予防のための遮断 ・その他必要な消毒施設	

出所：医療情報科学研究所編（2020）『公衆衛生がみえる 2020-2021』メディックメディア，131頁の図の一部を筆者改変。

的役割を担う病院として医療法上に位置づけられた（2014年医療法改正，2015年施行）。質の高い臨床研究を実施する病院を厚生労働大臣が承認し，次世代のより良質な医療の提供を可能にすることを目的としている。能力，施設，人員に関する承認要件がある。

（3）病床の種類

　医療法においては，病床を，一般病床，療養病床，精神病床，感染症病床，結核病床の5つに区分している（表3-2）。

　診療報酬制度においても以下のような病床の区分があり，それぞれに応じて入院に関わる診療報酬上の算定が行われる。

表3-3　回復期リハビリテーションを要する状態及び算定上限日数

回復期リハビリテーションを要する状態	算定上限日数
脳血管疾患，脊髄損傷，頭部外傷，くも膜下出血のシャント手術後，脳腫瘍，脳炎，急性脳症，脊髄炎，多発性神経炎，多発性硬化症，腕神経叢損傷等の発症後もしくは手術後の状態または義肢装着訓練を要する状態	150日
高次脳機能障害を伴った重症脳血管障害，重度の頸髄損傷及び頭部外傷を含む多部位外傷	180日
大腿骨，骨盤，脊椎，股関節もしくは膝関節または2肢以上の多発骨折の発症後または手術後の状態	90日
外科手術または肺炎等の治療時の安静により廃用症候群を有しており，手術後または発症後の状態	90日
大腿骨，骨盤，脊椎，股関節または膝関節の神経，筋または靱帯損傷後の状態	60日
股関節または膝関節の置換術後の状態	90日

出所：筆者作成。

① 回復期リハビリテーション病棟

　脳血管疾患や大腿骨の骨折等による急性期治療後に，集中的なリハビリテーションを行い，医学的・社会的・心理的な問題を軽減し，在宅生活や社会復帰を目指すことを目的としている。回復期リハビリテーションは医師，看護師の他に，理学療法士，作業療法士，言語聴覚士，薬剤師，管理栄養士，医療ソーシャルワーカー等がチームを組んで行うことが特徴的である。入院できる疾患の種類，算定上限日数についての定めがある（表3-3）。

② 地域包括ケア病棟

　急性期の治療を経過したものの経過観察等が必要な患者や在宅で療養を行っている患者，在宅復帰へのリハビリテーションが必要な患者などへの支援を目的に，2014（平成26）年度の診療報酬改定において創設された。入院上限は60日と定められている。

③ 障害者施設等一般病棟

　重度の肢体不自由者，脊髄損傷等の重度の障害者，重度の意識障害者，筋ジストロフィーや神経難病の患者等に対し，長期にわたり入院治療やリハビリを行うことを目的としている。

④　緩和ケア病棟

　主として苦痛の緩和を必要とする悪性腫瘍及び後天性免疫不全症候群の患者への緩和ケアと外来や在宅への移行を支援することを目的としている。医師，看護師，理学療法士等，薬剤師，管理栄養士，医療ソーシャルワーカー，カウンセラー等による緩和ケアチームよるサポートが行われ，延命を目的とせず，身体的，心理的，社会的，スピリチュアルな痛み（スピリチュアルペイン）への全人的ケアが行われる。

　これらの他に，一般病棟，精神病棟，結核病棟，特殊疾患病棟等の算定区分も設定されている。

（4）病院・病床の機能分化と連携

　医療法の診療報酬制度の改正を通し，医療機能の分化が行われてきたが，2025年には団塊の世代が75歳に達し，医療や介護のニーズが急増することが予測されている。そこで，効率的で質の高い医療供給体制と地域包括ケアシステムを構築し，地域における医療及び介護の総合的な確保を推進するため，医療法，介護保険法等の関係法律についての整備が行われ，2014（平成26）年に「地域における医療及び介護の総合的な確保を推進するための関係法律の整備等に関する法律」（医療介護総合確保推進法）が施行された。

　この法律では，①新たな基金の創設と医療・介護の連携強化（地域介護施設整備促進法等関係），②地域における効率的かつ効果的な医療提供体制の確保（医療法関係），③地域包括ケアシステムの構築と費用負担の公平化（介護保険法関係）の大きく3つの特徴がある。特に②においては，後述する病床機能報告制度と地域医療構想の策定が定められている。

3　保健医療対策

（1）保健所の役割

　保健所は，対人保健サービスのうち，広域的・専門的・多保健医療職種による連携等を実施する保健衛生行政機関である。地域保健法に基づき都道府県，

政令指定都市，中核市などに設置されている。2021（令和3）年4月の時点で都道府県立354，政令市（87市）立93，特別区（23区）立23，合わせて470か所に設置されている。保健所には専門職員として，医師，薬剤師，獣医師，診療放射線技師，臨床検査技師，管理栄養士，理学療法士，作業療法士，保健師，助産師，精神保健福祉士などが配置されている。

　保健所の活動としては，地域保健の普及・向上，母子・高齢者保健，栄養の改善，歯科保健，精神保健，難病・エイズ対策，結核等の感染症対策，人口動態統計，薬事・食品衛生・環境衛生に関する監視指導などについての業務を行っている。

　特に2020（令和元）年12月に中国で確認され，その後パンデミック（世界的大流行）を引き起こした新型コロナウイルス感染症への対応においては保健所が大きな役割を果たしてきた。日本でも多くの感染者が生じ，2020（令和2）年1月に「感染症の予防及び感染症の患者に対する医療に関する法律」（感染症法）における指定感染症に指定され，さらに3月には新型インフルエンザ等対策特別措置法の対象となった。保健所での感染症対策としては，①啓発，規制・要請，ワクチンなどにより一人ひとりが感染しないための対策，②積極的疫学調査などにより感染者が発生しても感染を広げないための対策，③医療提供体制の整備などにより重症者の命を救うための対策がある。繰り返し起こった急速な感染拡大時には，陽性者の入院先の調整，自宅療養者への療養支援，濃厚接触者等へのPCR検査，クラスター対応，地域住民からの電話対応など感染症対策は多岐にわたり，保健所には大きな業務負担が生じた。そこで，保健所の人員体制強化を図る仕組みとして，公衆衛生に関する関係学会や関連団体の医師や保健師等の専門職に支援協力を依頼するシステムであるIHEAT（Infectious disease Health Emergency Assistance Team）が創設された。

　一方で，新型コロナ感染症への対応は，従来，わが国が経験してきた規模や対策，知見を超えた新たな様相を呈したため，保健所機能の限界も指摘された。

　さらに，新型コロナウイルス感染症は，国民の生活にも大きな影響を及ぼした。感染への不安に加え，感染拡大防止対策としての外出自粛要請から受診控えや検診控えが生じ，病気の発見の遅れ，症状の悪化やがんの診断（登録）数

の減少が見られた。社会経済活動の制限によって収入減少から深刻な生活困窮に陥る人々も多く現れた。社会経済状況は健康格差の拡大にもつながっている。また，高齢者においては，外出機会の減少による運動不足と認知症の発症の増加などの健康二次被害も問題となっている。このように，様々な健康と福祉に関する問題が顕在化し，医療・福祉専門職による支援は喫緊の課題となっている。

　また，ウイルス感染者やその家族，医療従事者などへの偏見や差別についても大きな社会問題となった。感染者の住所や勤務先を特定し SNS で公表しようとする者がいたり，感染を理由に解雇される，感染者や医療・福祉従事者家族の出勤や登校が制限されるなど，人権を侵害されるような事例が散見された。

　新型コロナに限らず，世界の歴史を振り返ると，感染症が招く人々の恐怖心，あるいは防疫対策としての感染者特定や都市封鎖などが，感染者のスティグマにつながってきた。新型コロナ感染症とともに生きているという認識をもち，対人援助専門職として，人権を守り，感染者が社会から孤立しないように支援することが重要である。

（2）医療計画

　医療計画とは，医療法において，都道府県がその地域の実情に応じて医療提供体制の確保を図るために策定すると定められている。医療資源を有効に活用し，地域の医療機能の分化・連携を進め，切れ目ない医療が受けられるような体制をつくることを目的とし，6 年ごとに策定する。

　医療計画においては，疾病・事業ごとの医療体制（5 疾病・5 事業），医療圏の設定，地域医療構想，病床機能の情報提供の推進，医療従事者の確保，医療の安全の確保，施設の整備目標，基準病床数等について定めなければならない（図 3-1）。

　①　5 疾病・5 事業

　5 疾病とは，患者数と死亡者数が多く，症状の経過に基づくきめ細やかな対応が必要であり，医療機関の機能に応じた対応や連携が必要な病気であり，がん，脳卒中，急性心筋梗塞，糖尿病，精神疾患を指す。5 事業とは，医療体制

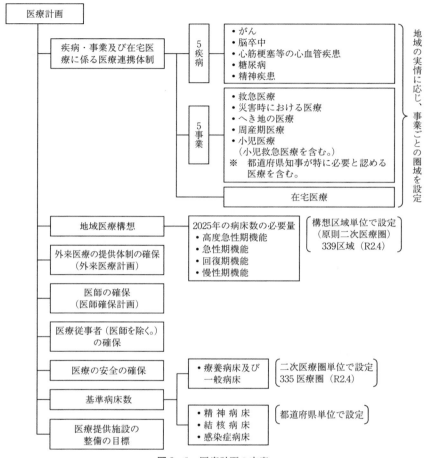

図3-1 医療計画の内容

出所：厚生労働省（2021）『令和3年版厚生労働白書 資料編』49頁。

の構築を政策的に推進すべきものであり，救急医療，災害医療，へき地医療，周産期医療，小児医療（小児救急を含む）のことをいう。

② 在宅医療

病院の機能分化，連携の進展とともに，病気になっても住み慣れた地域において生活と療養をすることを可能にするために，在宅医療の充実が図られている。介護保険法においても在宅医療と介護の連携推進を地域支援事業として制

度上位置づけている。往診，訪問診療，訪問歯科診療，訪問調剤指導，訪問看護，訪問リハビリテーションなどの在宅医療事業の充実，支援が推進されている。

医療計画においては，5疾病・5事業に加えて，在宅医療に係る目標，医療連携体制及び住民への情報提供推進策の記載が定められている。

③　医療圏

医療の提供と整備における区域を医療圏という。一次医療圏，二次医療圏，三次医療圏があり，医療計画では二次医療圏，三次医療圏が規定される。

一次医療圏は市町村単位を原則とし，地域住民に対して日常的な病気やけが等の診断・治療，健康管理等の保健医療サービスを提供する区域を指す。二次医療圏は一体の区域として特殊な医療を除く一般的な入院に係る医療を提供する単位である。地理的条件等の自然条件，社会的条件を考慮して，複数の市町村で1つの区域を設定する。三次医療圏は広範囲熱傷，急性中毒等の特に専門性の高い救急医療，先進的技術を必要とする医療，特殊な医療機器の使用を必要とする医療等の特殊な医療の提供に対応する単位である。都道府県を1つの区域として設定する。

④　地域医療構想

2014（平成26）年の医療介護総合確保推進法による医療法の改正に伴い，都道府県は地域医療構想を策定することとなった。地域医療構想は，2025年に向け，病床の機能分化・連携を進めるために策定されたものであり，具体的な内容としては，2025年の医療需要と病床の必要量を高度急性期，急性期，回復期，慢性期の4機能（表3−4）ごとに，都道府県内の構想区域単位で推計する。また，医療機能の分化・連携を進めるための施設設備，在宅医療等の充実，医療従事者の確保・養成等を通して，目指すべき医療提供体制を実現していくものである。地域医療構想の実現に向けては，医療関係者，医療保険者，その他関係者による地域医療構想調整会議にて，医療機関ごとの具体的対応方針の決定，新たな医療機関の開設や増床への許可申請等への対応が協議される。

⑤　病床機能報告制度

2014（平成26）年の医療法改正により，病床機能報告制度が導入された。こ

表3－4　地域医療構想における医療機能

高度急性期機能	・急性期の患者に対し，状態の早期安定化に向けて，診療密度が特に高い医療を提供する機能
急性期機能	・急性期の患者に対し，状態の早期安定化に向けて，医療を提供する機能
回復期機能	・急性期を経過した患者への在宅復帰に向けた医療やリハビリテーションを提供する機能 ・特に，急性期を経過した脳血管疾患や大腿骨頸部骨折等の患者に対し，ADLの向上や在宅復帰を目的としたリハビリテーションを集中的に提供する機能（回復期リハビリテーション機能）
慢性期機能	・長期にわたり療養が必要な患者を入院させる機能 ・長期にわたり療養が必要な重度の障害者（重度の意識障害者を含む），筋ジストロフィー患者又は難病患者等を入院させる機能

出所：厚生労働省「平成30年度病床機能報告の見直しに向けた議論の整理（資料編）」。

れは，一般病床・療養病床を有する病院と有床診療所を対象に，これらが担っている医療機能を，病棟単位を基本として，「高度急性期」「急性期」「回復期」「慢性期」の4区分から1つを自主的に選択し，都道府県に報告するものである。

（3）今後の保健医療行政の動向

　2019（令和元）年に中国において確認された新型コロナウイルス感染症は，その後世界各地に感染拡大した。日本においても，感染状況のめまぐるしい変化の中で，医療現場は大きな負担を強いられることとなった。厚生労働省の「医療計画の見直し等に関する検討会」（2020年）においては，「新興感染症等の感染拡大時における医療」を医療計画の中に追加し，病床の確保や医療機関の連携について記載することとした。将来的な新興感染症の流行に対応できるような体制づくりの検討が始まっている。

　また，医師の働き方改革も大きな問題となっている。医師の時間外労働に対して，2024年より上限規制が適用されることとなっている。さらには，ICTの積極的活用等を含んだ，健康・医療・介護分野の情報の利活用の推進も図られている。

注

(1)　厚生労働統計協会編（2021）『国民衛生の動向　2021/2022』23頁。

参考文献

社会保険研究所『医科診療報酬点数表　令和 2 年 4 月版』155頁。

学習課題

①　自分の住む都道府県の医療計画を調べて，地域医療構想の現状と課題を理解して
　みよう。
②　身近な地域での二次医療圏と，そこにどのような機能の医療機関があるのか調べ
　てみよう。

～～～ コラム　クライエントの生きてきた世界を見つめる ～～～

　高齢社会，疾病構造の変化，医療の発達などの医療を取り巻く事情から国民医療費は増大しています。社会保障制度や診療報酬制度，医療法の改正などによって病床の機能分化・連携と医療機関の在院日数の短縮が進められてきました。そのような背景を受け，特に急性期の医療機関で働く医療ソーシャルワーカーの多くは，限られた日数の中でクライエントの支援を行わざるを得ない状況となっています。スムーズに退院支援を行うことを組織から期待され，じっくりとクライエントに寄り添い，クライエントの望む生活の実現を粘り強く目指すことに難しさを感じているソーシャルワーカーも少なくありません。

　あるとき，初任者のソーシャルワーカーから，面接で効率よく必要な情報をクライエントから聞き取ることができるような面接技術を教えてほしいと質問されたことがあります。しかしながらソーシャルワーク面接は，必要な項目を一方的に質問して進めるものではありません。私は，経験の浅いソーシャルワーカーの人たちに「面接の中でクライエントの生活を読み取ること」を大切にしてほしいと常々伝えています。熊倉伸宏先生は『面接法』（2002年，新興医学出版）の中で，「来談者の心を通して，彼の住んでいる世界，そこにいる人たちが投影される」と述べています。ソーシャルワーカーの目の前にいる（見える）のはクライエントだけかもしれませんが，その人の言葉（語り）から，今，面接室の中にはいない「クライエントの周囲の人びと」と，その人たちとの関係性や，これまでに重ねてきた時間を理解しなければならないと考えます。面接室の外にあるクライエントの「生きてきた世界」を見つめることは，クライエントの生きてきた姿勢を理解することにもつながります。

　忙しいから，といって手短に，シートを埋める項目だけを聞き取ることがソーシャルワーカーが行うべき面接とはいえません。クライエントとの面接で聞かせていただくお話は，要介護度，家族構成，住居の様子といった「項目」ではなく，その人の「世界」であるということを忘れずにいたいと思います。

第Ⅱ部

保健医療の倫理と専門職

第4章

医療ソーシャルワークの倫理

　ソーシャルワーカーの倫理綱領をしっかりと理解したうえで，医療人として
の知識・技能・態度・習慣に伴う行動倫理を学習することが本章のポイントで
ある。最近では，患者の意思の尊重が治療の原則となっている。患者との関わ
りにおける行動は，医療倫理の4原則等を規準とするとよい。たとえば，がん
告知や，事故による脊髄損傷後遺症，糖尿病の合併症による失明，脳卒中によ
る後遺症，筋萎縮性側索硬化症（ALS），認知症などに現在直面している患者
と面談することを想像してほしい。病気に直面し，リアリティショックを受け，
心穏やかでいられない状況に置かれている人との面談は容易ではないはずであ
る。医療ソーシャルワークの倫理を学ぶことは，そうした患者に対面する医療
ソーシャルワーカーが根底にしっかりと抱いていなければならないキャリアア
ンカーを築くことにもつながるはずである。

1　医療分野における倫理綱領

　医療職に共通する医療倫理は深い人類愛に貫かれている。たとえば，臓器移
植，不妊治療等の生殖医療，出生前診断，遺伝子検査・治療等の技術が医療現
場では用いられており，倫理的配慮は重要課題となっている。人間の尊厳や自
己決定権等の普遍的価値を保ちつつ，セカンドオピニオン（主治医以外の医師の治
療についての意見を受けること）やインフォームド・コンセント（患者が医師の説明
をうけたうえで治療方法・方針，検査等に同意すること）の支援など，医療環境の進
歩に伴う社会の倫理や価値意識の変化に対応した職業倫理の学習が必要である。

（1）医療ソーシャルワーカーの倫理綱領

　医療ソーシャルワークの倫理は，日本医療ソーシャルワーカー協会の倫理綱領にまとめられている。倫理綱領とは，援助者の望ましい行動規範・義務を明文化したものである。医療ソーシャルワーカーが業務を行う際の拠り所とする基本方針となっており，その内容は，人権意識の高まりや，医療の発展に伴い複雑化する社会的価値や倫理の変容に合わせて改訂している。

　日本医療ソーシャルワーカー協会は，全国の医療ソーシャルワーカーやその関係職にある者（登録会員制）で組織・運営している職業団体である。職業団体に所属する会員として，医療サービス利用者や社会全体の利益に関係していることを認識して，倫理綱領を遵守することを誓約する者で組織すると言明している。また，会員となることにより，社会的信用やキャリアアップのための研修受講と認定資格の取得をはじめ，会員相互のネットワークに参加できる等の利益を得ることができる。一方で，職業団体からは，会員としての職業的社会的使命（ミッション）が求められることになる。特に，会員が利用者に対して詐欺や窃盗，暴力や守秘義務違反などの犯罪を行った場合は，刑法や民法で裁かれるだけでなく，職業団体からも信用失墜行為等として除名処分されることになる。その根拠となるのも倫理綱領である。

　このように倫理綱領は，患者と社会全体に対して，医療ソーシャルワーカーの専門職としての信頼を担保するための宣言となっている。

　日本医療ソーシャルワーカー協会は，1957（昭和32）年に日本で最初にソーシャルワーカーの倫理綱領を制定し，2005（平成17）年，ソーシャルワーク専門職4団体でとりまとめられた「ソーシャルワーカーの倫理綱領」を協会の倫理綱領として採択した。このときの倫理綱領は，「前文」「価値と原則」「倫理基準」からなっている。現在，2020（令和2）年制定の改訂版と2022（令和4）年度第12回社員総会承認の「医療ソーシャルワーカー行動基準」を定めている。

（2）各医療職の倫理綱領の前文から

　医療職は，医師，看護師，薬剤師，臨床検査技師，診療放射線技師，臨床工学技士，病棟クラークなどの，有資格者の集まりである。それぞれに専門の養

成課程が設けられ，各資格団体で倫理綱領を持っている。チーム医療の力を発揮するためにも医師の診断・治療を軸として，医療職の相互協力による大きな力動性を用いてクライエントの回復に最善を尽くすことを課している。クライエントが安心して治療に臨めるための環境づくりが必要である。

　医療法では，「医療は，生命の尊重と個人の尊厳の保持を旨とし，医師，歯科医師，薬剤師，看護師その他の医療の担い手と医療を受ける者との信頼関係に基づき，及び医療を受ける者の心身の状況に応じて行われるとともに，その内容は，単に治療のみならず，疾病の予防のための措置及びリハビリテーションを含む良質かつ適切なものでなければならない」（第1条の2）と示されている。

　日本医師会による「医の倫理綱領」（2000年）では，「医学および医療は，病める人の治療はもとより，人びとの健康の維持もしくは増進を図るもので，医師は責任の重大性を認識し，人類愛を基にすべての人に奉仕するものである」と示されている。

　日本看護協会による「看護職の倫理綱領」（2021年）は，「人々は，人間としての尊厳を保持し，健康で幸福であることを願っている。看護は，このような人間の普遍的なニーズに応え，人々の生涯にわたり健康な生活の実現に貢献することを使命としている」「看護は，あらゆる年代の個人，家族，集団，地域社会を対象としている。さらに，健康の保持増進，疾病の予防，健康の回復，苦痛の緩和を行い，生涯を通して最期まで，その人らしく人生を全うできるようその人のもつ力に働きかけながら支援することを目的としている」と示している。

　日本薬剤師会による「薬剤師行動規範」（2018年）は，「薬剤師は，国民の信託により，憲法及び法令に基づき，医療の担い手として，人権の中で最も基本的な生命及び生存に関する権利を守る責務を担っている。この責務の根底には生命への畏敬に基づく倫理が存在し，さらに，医薬品の創製から供給，適正な使用及びその使用状況の経過観察に至るまでの業務に関わる，確固たる薬（やく）の倫理が求められる」と示している。

　注目してほしいのは，「人びと（クライエント）の生命，尊厳，権利を尊重し

行動する」「患者との信頼関係を築きつつ個人的な関係にならないこと」「専門職として人格を向上させ品格を保つ」「学術発展へ寄与する」「生涯学習の精神と職能の実践と向上に努める」「国民の健康の維持増資への支援」といった医療専門職倫理における共通項がみられることである。

　その背景として，医療職関係の倫理においては，ジュネーブ宣言（1948年），ヘルシンキ宣言（1964年），リスボン宣言（1981年）と医の倫理として「インフォームド・コンセント」「患者の権利宣言」が実現されてきたことがある。その実現のためには，臨床において患者に向き合う指針が必要となる。特に，医療倫理の4原則は，患者と向き合ううえで大切であるとされる。「自律性の尊重」「無危害」「善行」「公正」の4原則は，それぞれ，インフォームド・コンセント，最小限の医的侵襲，最良の治療，公平に扱うことと示されている。

2　医療ソーシャルワーカーの倫理

（1）インフォームド・コンセントとインフォームド・チョイス

　医療ソーシャルワーカーがクライエントの自己決定について取り組む業務は，医師のインフォームド・コンセントの後，患者の疾病に対する理解について確かめ，理解不足がある場合は，医師に報告相談しつつ，クライエントが十分な理解を得られるように看護職等とともに働きかける。それは，チーム医療の医療職者とクライエントとの信頼関係の構築を促すように働きかけるプロセスでもある。

　インフォームド・コンセントやインフォームド・チョイスの場においては，医療ソーシャルワーカーや看護師等は，倫理的課題として，常に，クライエントが説明内容をどのように受け止めたかを考え，十分に納得しないまま治療が進んでいることも想定して，クライエントと家族，医療職の間で情報共有を行い，合意形成をしていくように努めている。

　患者の自己決定権は，患者が受ける治療について決定する自己決定と，患者が亡くなる準備をするための自己決定を中心としている。患者が治療を受けるための医療機関を選択することや，診断名を知り，治療方法とそのリスクを知

り選択して決定することである。

　また，終末期では，患者は自己決定することにより，納得したうえで治療や療養をして死期を迎える。自己決定のためには，患者が理解できるように疾病とその治療方法，療養生活や社会復帰について説明を行うことが求められる。

　患者が外国人で言葉が通じない場合，また患者が認知症などの疾病により判断能力が十分でない場合，患者が低年齢のため本人の自己決定が望めない場合，救命救急などの場であり患者の生命を救うことが優先されなければならない場合など，自己決定を促すための条件が整わない場面がある。インフォームド・コンセントは，医師が患者に対して病状を説明し，治療について患者が同意し，そして納得して受療することである。患者が自らの病状について正確に知ることは，疾病により心身ともに弱っている状況や変化する病状などを想像すると，簡単ではないことが理解できる。医療ソーシャルワーカーには，そのフォローアップの役割が求められている。なお，子どもが治療方針や検査に同意することは，インフォームド・アセントという。未成年であることから，インフォームド・コンセントと分けて，子どもが説明と同意により治療を受け入れることとされる。

（2）医療ソーシャルワークにおける倫理的課題

　医療ソーシャルワーカーの倫理的課題として，本項では尊厳死と臓器移植を例に整理する。クライエント（患者）のために最善を尽くすことは，医療職に共通する倫理的事項といえる。

①　尊厳死

　尊厳死は，安楽死との違いから理解できる。安楽死は，患者の自死を手伝う行為により患者を死亡させるという意味と捉えられる。尊厳死は，積極的な治療を行わないことにより，患者が死亡することをいう。終末期における医療について，延命の医療処置をできるだけ行わないでほしいという患者の意思を多様な方法で確認できた場合，そのことを医師へ伝えることがソーシャルワーカーには求められている。

　日本医師会は，「終末期医療アドバンス・ケア・プランニング（ACP）から

考える」において，アドバンス・ケア・プランニングを「将来の医療及びケアについて，患者さんを主体に，その家族や近しい人，医療・ケアチームが，繰り返し話し合いを行い，患者さんの意思決定を支援するプロセス」としてその重要性を示している。

　ソーシャルワーカーは，患者が納得して自分らしい終末期を迎えたいという希望を，主治医に適切に伝えるために，アドバンス・ケア・プランニング，終末期医療，延命医療等における患者とその家族を支える調整役のチームメンバーとしての役割も担っている。

　②　臓器移植

　臓器移植の手術は，文字通り，機能が低下した臓器や組織の代わりを他者からの提供などによって確保し，それを患者の体内に植える治療法である。臓器や組織を提供する側をドナー，受け取る側をレシピエントという。増大する臓器移植のニーズに対してドナー臓器の供給は不足しているが，山中伸弥（京都大学）らの研究チームのiPS細胞研究は再生医療への応用が期待されている。移植医療は，1905年オーストリアの動物実験からはじめられ，人工心肺や薬剤が開発され人体の移植へと進んできた。移植をめぐる倫理問題が注目されたのは心臓移植からとされる。もちろん生体腎移植においても重要で，ドナーの意思確認の方法，心への負担などについて様々に議論されている。

　臓器移植コーディネーターは，臓器移植のドナーとレシピエントの状況を把握し，臓器を移植手術担当医師に届け，術後のお礼の手紙を送付するケアなどを担当する。臓器移植の臓器は，肺，肝臓，腎臓，心臓，すい臓，小腸，眼球等で，臓器移植法（1997年）による。臓器提供するドナーの脳死判定は，医師2名により厳正なルールに基づいて行われる。臓器移植コーディネーターになるための基礎資格は，医師，看護師，薬剤師，臨床検査技師をはじめ，社会福祉士で医療職としての経験を持つ者である。

　脳死状態は，体温や呼吸などの生命は医療的処置により維持できているが，脳の機能が器質的にも回復の見込みがまったくないという状態であり，生命維持装置を取り外し離脱させることで死亡する。医療ソーシャルワーカーが脳死の患者・その家族について理解することは，医療職と倫理的問題を理解するヒ

ントとなる重い課題である。

3　医療ソーシャルワーカーの利用者に対する倫理責任

　医療ソーシャルワーカーのクライエントに対する倫理責任は，クライエント
の情報の秘密保持をはじめとして，信頼関係を維持継続するうえでも重要な項
目である。療養生活が安心して送れるように配慮する視点から，各自で考えて
みてほしい。

（1）利用者に対する倫理責任

　倫理綱領の中でも，「クライエントに対する倫理責任について」の12項目を
みておきたい。すなわち，①クライエントとの関係，②クライエントの利益の
最優先，③受容，④説明責任，⑤クライエントの自己決定の尊重，⑥参加の促
進，⑦クライエントの意思決定への対応，⑧プライバシーの尊重と秘密の保持，
⑨記録の開示，⑩差別や虐待の禁止，⑪権利擁護，⑫情報処理技術の適切な使
用である。
　ここでは，冒頭の5項目について説明する。倫理綱領の意図する内容を臨床
において具体化する方法を理解しておきたい。
　①　クライエントとの関係
　クライエントとの専門的関係を自らの利益のために利用しない。性的，攻撃
的，その他本能的欲求を満たすため，名声や社会的有利な地位を得るために利
用しない。そのためにも同僚や上司のソーシャルワーカーの助言（スーパービ
ジョン）を受けることが有効である。
　②　クライエントの利益の最優先
　クライエントとその家族の利害が異なり矛盾し合うときでも，クライエント
の利益を最優先する。ただし，一般社会に対する倫理的責任，法的義務等を優
先する。クライエントによる子どもの虐待や他者への危害のおそれがあるなど
緊急を要する場合，社会に対する倫理責任等の専門家としての判断を優先し行
動する。

③　受容

クライエントの態度，生活様式，価値観，直面している問題などについて，自らの先入観や偏見を取り去り，利用者をあるがままに受け入れる。

④　説明責任

自らの役割，利用者に必要な情報を，何らかの手段を用いて，適切な方法で説明する。そして，利用者の意思を確認する。

⑤　クライエントの自己決定の尊重

クライエントが治療上の決定をするときや，経済的な理由で治療選択を躊躇するときに，インフォームド・コンセントやインフォームド・チョイスの過程を援助する。

（2）クライエントの自己決定権

保健医療分野では，クライエント（患者）にとって自らの生命にかかわる重大な意思決定がなされる。クライエントの自己決定とは，医師から治療方法・手段について説明を受け，自分の体の治療方法についてベネフィットとロス，メリットやデメリットを含めて理解し，自分の意思で決めていくことであり，自己決定権とはそれを権利として扱うことである。

治療に伴う重い決断のプロセスにおいて，医療ソーシャルワーカーは医療チームとしての支援を行う。その際は，医療の倫理を理解したうえで，クライエントの立場に立って意識的な行動をとる。倫理綱領の内容は専門職の目標や方針，禁止事項などを記しており，高い倫理性を維持するために繰り返し読み返されるものである。また，厚生労働省により医療ソーシャルワーカー業務指針（2002年）が制定されている。

医療ソーシャルワークでは，援助を行ってもなお，クライエントの自己決定が現実通りにならない場合やクライエントが他者の権利を侵害する場合に，倫理綱領に立ち返り，考え，また，スーパービジョンを受けること等により常に医療ソーシャルワーカーの倫理性を保持しなくてはならない。

（3）実践現場における社会に対する専門職としての倫理責任

　倫理綱領の前文は、「すべての人が人間としての尊厳を有し、価値ある存在であり、平等であることを深く認識する。われわれは平和を擁護し、社会正義、人権、集団的責任、多様性尊重および全人的存在の原理に則り、人々がつながりを実感できる社会への変革と社会的包摂の実現をめざす専門職であり、多様な人々や組織と協働することを言明する」（2020年改訂版）と示している。

　組織・職場に対する倫理責任は、①最良の実践を行う責務、②同僚などへの敬意、③倫理綱領の理解の促進、④倫理的実践の推進、⑤組織内アドボカシーの促進、⑥組織改革である。

　社会に対する倫理責任は、①ソーシャル・インクルージョン、②社会への働きかけ、③グローバル社会への働きかけである。

　専門職としての倫理責任は、①専門性の向上、②専門職の啓発、③信用失墜行為の禁止、④社会的信用の保持、⑤専門職の擁護、⑥教育・訓練・管理における責務、⑦調査・研究、⑧自己管理である。

　日本医療ソーシャルワーカー協会は「『医療ソーシャルワーカー倫理綱領』制定の件」の提案説明（2007年6月2日定期総会議案書）の解説において、倫理綱領の遵守について、保健医療分野では様々な価値の葛藤が起こり多くのジレンマを生むこと、医療ソーシャルワーカーだけが自己の正当性を主張し続けることが時には自らの立場を危うくする行為であることの認識をもつことを促している。さらに、クライエントの疾病予後は不明なことも多く、また、自己決定も揺れ動く選択肢であることから、ジレンマを伴う判断を要することがあることを示している。

　　注
(1)　医療ソーシャルワーカーが加害者となることも起こり得る。特に、疾病やそれに伴う経済的な問題を抱えて判断能力が低下しているような状態（バルネラブルな状態）にあるクライエントを対象として、ハラスメント、虐待、差別、偏見、排除が医療を通じて発生しやすいことは、注意しなくてはならない。

参考文献

日本医師会（2000）「医の倫理綱領」（https://www.med.or.jp/doctor/member/000967. html　2022年7月20日閲覧）。

日本医師会（2018）「終末期医療　アドバンス・ケア・プランニング（ACP）から考える」（https://www.med.or.jp/dl-med/teireikaiken/20180307_31.pdf　2022年7月20日閲覧）。

日本医師会生命倫理懇談会（2020）「人生の最終段階における医療・ケアに関するガイドライン」（https://www.med.or.jp/dl-med/doctor/r0205_acp_guideline.pdf　2022年7月20日閲覧）。

日本医療ソーシャルワーカー協会「倫理綱領・業務指針」（https://www.jaswhs.or.jp/about/kyoukai_rinri.php　2022年7月20日閲覧）。

日本看護協会（2021）「看護職の倫理綱領」（https://www.nurse.or.jp/home/publication/pdf/rinri/code_of_ethics.pdf　2022年7月20日閲覧）。

日本薬剤師会（2018）「薬剤師綱領　薬剤師行動規範・解説」（https://www.nichiyaku.or.jp/assets/uploads/about/kouryo20180226.pdf　2022年7月20日閲覧）。

レヴィ，C.S.／小松源助訳（1994）『ソーシャルワーク倫理の指針』勁草書房。

学習課題

①　医師による安楽死事件と判例，日本尊厳死協会について調べよう。
②　遺伝子治療における倫理的課題について調べよう。

～～～～～　**コラム　事例検討や実習における患者情報の扱い**　～～～～～

　医療ソーシャルワーカー（MSW）は仕事を続けていく中で MSW としての経験を重ねて成長していく。仕事の技術向上のためには，研修会等で事例研究・検討を通じて，MSW としての方法論や知識を学び続ける。地域での学習会や学会等で聴講や発表をしたり，先輩や同僚との意見交換でも学ぶことができる。MSW の仲間を作り，自分を向上させるためのスキルアップを心がける。こうした MSW のキャリア形成のために，症例に基づいた事例検討・研究が扱われるが，倫理的配慮として，患者個人が特定できないように事例が扱われなくてはならない。特に，患者のイニシャルや住んでいる都道府県名，医療機関名などであっても，そこから患者を特定できる可能性があり注意が必要である。しかし，症例に沿ってソーシャルワークの展開を共有して学ぶことは，役に立つ学習材料となる。そこで，ソーシャルワークの展開に必要な情報以外を除いたうえで，医師の指示，患者との面接，医療スタッフとの連携，予後のチーム支援での役割について検討する。言い換えると，年齢は30歳台等の範囲で表し，性別，家族についても事例検討に必要なところだけを取り上げ，検討・研究に必要でない情報は削除する。また，教育機関や医療機関組織に設けられている倫理委員会や倫理審査等に事前に提出して承認を受けることも必要である。さらに実習では，倫理的配慮に注意して行動しなくてはならない。医療機関での実習では，患者との会話や指導者とのケース検討が思い浮かぶ。患者情報の秘密保持が必要であるにもかかわらず，実習生という立場だからその情報は開示されているが，倫理的課題がまったくないとも言い切れないのである。患者の了解を得たうえで患者の状況や指導者と患者の面接場面を見学し，MSW の業務を実習する。しかし，すべての患者から実習生受け入れの了解をとることは現実的には不可能であるという壁にぶつかる。このように，MSW の事例検討・研究のための学習材料の扱いや，患者からみた医療職の特性（医療知識，優位的立場等）等の倫理的課題があることを，あらためて，患者の立場から考えてみてほしい。

第 5 章

医療専門職

　医療ソーシャルワーカーは保健医療の場において，医療専門職と協働する。それは医療ソーシャルワーカーにとって，たとえるなら医療という生態系の中で，医療専門職と共生することを意味する。そこには，医師，看護師，臨床放射線技師，臨床検査技師，理学療法士など多くの医療専門職が，相互に関わり合いながら"生息"している。これらの職種はそれぞれ「専門性」という働きをもっている。本章では，これまで医療において中心的な役割を担ってきた医師，看護師の精神性を概観する。そして現代の医療提供体制の核となる「チームアプローチ」のメンバーとして活動する各種医療専門職の構成を概説する。

1　医療専門職とは

　現代日本の医療における，いわゆる「医療専門職」のほとんどは，明治期以降，欧米諸国で発生した職種を模倣し，導入されたものである。それらの職種が日本において専門的な基盤を獲得していく過程は，日本の医療制度の確立と密接に関係しており，諸外国のそれらとは制度的特徴において大きく異なることが指摘されている。一口に「医療専門職」といっても，国によって，時代によってその「専門性」の捉え方，専門職間の関係のあり方が変化していることに留意する必要がある。現在の各種医療専門職は，最初からそれぞれの専門性を獲得していたわけではなく，自らの専門性を獲得すべく，日々研鑽し，実践と制度的な枠組みとの関係性において，常に社会に発信し続け「専門職化」してきた歴史をもつ。その道程を理解することが，その専門職を理解し尊重する

姿勢の一歩となる。

　そもそも「専門職（profession）」とは専門的職業を指し，かつては神学・法学・医学を担う人々を指したといわれる。その元となる「profess（公言する，明言する）」を意とすれば，「自らを公言する人」であり，「自分は何者で，何をするのか」を公に明らかにする人ということである。その思想，価値観，行為の一貫性が倫理となり，その専門職に自律性をもたせる。欧米諸国に始まる「専門職」の概念として，この「自律性（autonomy）」，すなわち独立しており自由で他からの指示を受けないという特質ないし状態⁽²⁾が指摘される。専門職の前提となる「専門性」については，「特定の分野をもっぱら研究・担当すること。また，その学科，事項など⁽³⁾」と定義され，ソーシャルワークの分野においてもモラレス（A. Morales）とシーファー（B. Sheafor）は，専門職の特徴を社会との接点という視点から，①専門職の自律性（クライエントの最善のための活動を制限するような圧力から自由であること）（professional autonomy），②専門性に基づく社会的に認められた権威をもつこと（professional authority），③専門性に基づく活動への期待と役割の確立，の３点を指摘している⁽⁴⁾。

　ひとを対象とするすべての「専門職」は，この「自律性」を所有し，社会からその権威を認知されることによって，その「専門性」を獲得しているのである。特に「医療専門職」においては，医療の制度的発祥経過から，医師，看護師の自律性は他の専門職に先駆けて成立してきた。本章では医師，看護師の自律性や精神性を概観し，日本における医療専門職の制度的概要を述べる。医療専門職とは，自らの自律性を追求していくところに，各専門職の使命感や精神性といった"専門職らしさ"が育まれる。

2　医　師

（1）「医師」の精神性

　医師という職業がもつ精神性の起源としてよくいわれるのは，「ヒポクラテスの誓い」である。紀元前 5 世紀にギリシャで生まれた医師ヒポクラテス（Hippocrates）は，それまでの呪術的医療と異なり，疾患を自然の現象と捉え，

科学に基づく医学の基礎を作ったことで「医学の祖」と称されている。「ヒポクラテスの誓い」とは，ヒポクラテスの弟子たちによってまとめられた「ヒポクラテス全集」において，医師の職業倫理について書かれた宣誓文である。その後，この誓いは現代医療には一部内容的に適さないものもあるが，現在でも医療倫理の根幹をなしているものとして，洋の東西を問わず医師の教育体制の中で語られる。その後，2000年の間，すなわち19世紀半ばまで，医療（行為）は医師以外にも理容師（理容外科医），僧職，薬剤師など様々な職種によって行われる。現在の理容店の「赤」「青」「白」のサインポールは，中世から近世まで続く治療法であった「瀉血（しゃけつ）」を行う際の患者が握る棒（barber-surgeon's pole：理容外科医の棒）と包帯が原型といわれている。中世ヨーロッパでは，宗教療法（神霊治療）を行う教会や修道院が病院の役割を果たすようになる。日本においては，日本書紀に医療の痕跡が見受けられ，7世紀初頭隋で医術を学んだ恵日（えにち）が，薬師と称せられ，以後，医者を一般的に「薬師（くすし）」と称するようになる。

　「医療」の基盤となる医学と，それを担う医師には，他者のいのちを預かるという任務の重さゆえに，高い倫理性と精神性がヒポクラテス以来2000有余年にわたって，時代の変遷とともに脈々と培われてきたといえる。

　近代から現代の医療は，ジェンナーの種痘法による天然痘予防，消毒や麻酔などの治療技術，薬の開発により，科学としての医学が確立し，宗教的な関与はなくなっていく。そして現代に通じる医師の教育体制の確立とともに，その職業的専門性も社会的に確立していく。それは一方で，医師の「全知全能感」[5]，一般の人々からみれば「尊大な，威厳のある，万能的な」という人格的な職業的特徴がいわれるようになった。日本においても『赤ひげ診療譚』（山本周五郎，1958年）に父性的な医師像が描かれ，国民の共感を得た時代もあった。医師の全治全能感的な態度は，「医者の全能感は，癒し人としての機能の重要な一部」[6]とされ，パターナリズムのプラス面として「父性的慈愛」と評された。

　第二次世界大戦後の医師の世界は，3つの「倫理性」と向き合うことになる。1つ目は，医学実験という名のもとに行われた戦争犯罪への教訓から得た「倫理性」である。アウシュビッツで行われた人体実験は，ヒポクラテスの誓いの

崩壊といわれ，1948年に世界医師会は，ジュネーブ宣言でヒポクラテスの誓いの再確認を行う。さらに1964年にはヘルシンキ宣言で，ヒポクラテスの誓いでは触れられていない，「臨床研究に携わる医師に対する勧告」を行った。このジュネーブ宣言は，医療技術の革新的な進歩，社会の変化に応じて数度にわたって改訂される。表5－1に示すものは2017年に改訂されたものである。

　2つ目は，患者との関係性における倫理性である。戦後の自由主義社会は，「個人の尊重」と「個人の自己決定権」が基盤となっており，それに伴い医療においても患者主体の医療が提唱されるようになった。現代医療は，患者自身が診断・治療・予後について完全で新しい情報を得る権利が強調される。医療技術が高度化・複雑化すればするほど不確実さを伴うことになり，患者側も医療上のリスクを負うことが求められるが，その技術を扱う医師は，患者に納得してもらうため十分な情報提供，説明が不可欠となった。患者の自己決定権の尊重，インフォームド・コンセント[7]といった患者の人権を護るという倫理性が強く求められるようになった。また患者の人権意識の高まりは，医師－患者関係において，「医師が治す」という医師主体ではなく，「患者とともに治す」というパートナー性に変化した。こうした新しい医師像においては，旧来の医師像はパターナリズムのマイナス面（父性的権威）として捉えられ，否定的に評されるようになった。

　医師が向き合う3つ目の新たな倫理性は，医療の高度化・専門化・複雑化によって生み出された新しい技術と社会との合意形成における倫理性である。臓器移植は「ひとの死」という実存的，宗教的な問題と不可分であり，また生殖医療やクローンに関わる再生医療，障害新生児の選択的治療中止や安楽死，出生前診断と優生思想など，「神の領域」ともいわれるところまで医学的技術は革新的な進歩をとげている。しかしそれらの技術の結果が社会に及ぼす影響について，また合意形成や法的な整備について十分な論議は尽くされてはいない。

　医師の倫理性は，現在の医療が求められる倫理でもある。倫理に代表される医師の精神性とは，医療の歴史において，変えてはならないこと，時代に応じて変わってきたことと相まっている。ゆえに，現在，医師に求められる精神性は，医療人として，すべての医療専門職の精神性に通底しているともいえる。

表 5 - 1　WMA Declaration of Geneva（WMA ジュネーブ宣言）

The Physician's Pledge（医師の誓い）	
1　AS A MEMBER OF THE MEDICAL PROFESSION:	医師の一人として（2017）
2　I SOLEMNLY PLEDGE to dedicate my life to the service of humanity;	私は，私の人生を人類への奉仕に捧げることを厳粛に誓う。（1948）
3　THE HEALTH AND WELL-BEING OF MY PATIENT will be my first consideration;	私の患者の健康と安寧が，私の第一に考慮すべきことである。（1948，2017）
4　I WILL RESPECT the autonomy and dignity of my patient;	私は，私の患者の自律と尊厳を尊重する。（2017）
5　I WILL MAINTAIN the utmost respect for human life;	私は，人命に対して最大限の尊重の念を持ち続ける。（1948，2017）
6　I WILL NOT PERMIT considerations of age, disease or disability, creed, ethnic origin, gender, nationality, political affiliation, race, sexual orientation, social standing or any other factor to intervene between my duty and my patient;	私は，私の医師としての職責と患者との間に，年齢，疾患もしくは障害，信条，民族的起源，ジェンダー，国籍，所属政治団体，人種，性的志向，社会的地位あるいはその他いかなる要因でも，そのような要因に対する配慮が介在することを容認しない。（1948，2017）
7　I WILL RESPECT the secrets that are confided in me, even after the patient has died;	私は，私への信頼のゆえに知り得た患者の秘密を，たとえ患者の死後においても尊重する。
8　I WILL PRACTISE my profession with conscience and dignity and in accordance with good medical practice;	私は，良心と尊厳をもって，そして最高の医学水準に従って，私の専門職を実践する。
9　I WILL FOSTER the honour and noble traditions of the medical profession;	私は，医師の名誉と高貴な伝統を育む。
10　I WILL GIVE to my teachers, colleagues, and students the respect and gratitude that is their due;	私は，私の教師，同僚および学生に，彼らが当然受けるべき尊敬と感謝の念を捧げる。（1948，2017）
11　I WILL SHARE my medical knowledge for the benefit of the patient and the advancement of healthcare;	私は，患者の利益と医療の進歩のために，私の医学的知識を分かち合う。（2017）
12　I WILL ATTEND TO my own health, well-being, and abilities in order to provide care of the highest standard;	私は，最高水準の医療を提供するために，私自身の健康，安寧および能力に注意を払う。（2017）
13　I WILL NOT USE my medical knowledge to violate human rights and civil liberties, even under threat;	私は，たとえ脅迫の下にあっても，自分の医学的知識を使って，人権や国民の自由を侵害することはしない。（1948，2006，2017）
14　I MAKE THESE PROMISES solemnly freely, and upon my honour.	私は，以上の約束事を，厳粛に，自由意思により，そして名誉にかけて誓う。（1948）

注：各条項末尾はその条項が新設・変更された年。
出所：日本医師会「ジュネーブ宣言」（https://www.med.or.jp/doctor/rinri/i_rinri/all.html　2022年 7 月 25日閲覧）。

（2）制度としての「医師」

　日本における制度としての医師は医師法によって規定される。わが国では，1874（明治7）年に医療制度を確立するための医制が制定される。1883（明治16）年には太政官布告第35号「医師免許規則」第7条により医師の医籍登録が定められ，現在の医師資格の管理体制の基礎が構築された。現代の医師法は戦後の1948（昭和23）年に公布されたもので，医師法，歯科医師法第1条には，医師，歯科医師の目的が以下の通りに記されている。

> 医師法　第1条　医師は，医療及び保健指導を掌ることによつて公衆衛生の向上及び増進に寄与し，もつて国民の健康な生活を確保するものとする。
> 歯科医師法　第1条　歯科医師は，歯科医療及び保健指導を掌ることによつて，公衆衛生の向上及び増進に寄与し，もつて国民の健康な生活を確保するものとする。

　医師法第17条には，医師以外の医業（業として医行為を行うこと）の禁止規定があり，医業は医師，歯科医師の業務独占となっている。医師法制定の翌年，1949（昭和24）年の厚生省（当時）通達では，「診療に従事する医師は，診察治療の求めがあつた場合には，正当な事由がなければ，これを拒んではならない」とする医師法第19条応召義務が示された。これは医業を行える唯一の専門職であり，その意味で絶対的権力を握るからこそ，他職種にはない医師特有の義務である。これはヒポクラテスの誓い以来続く，医師の倫理性，精神性を前提とした規定ともいえる。しかしこの規定も制定後70年を経て，前述した医師－患者関係の変化によって，解釈が変更されている。勤務医の過重労働等，医師のワークライフバランスが社会的な問題となって，「応招義務をはじめとした診察治療の求めに対する適切な対応の在り方等について」という通達が，2019（令和元）年厚生労働省より出された。過去の通達との変化では，「休診日であっても，急患に対する応招義務を解除されるものではない」（1955年日医収第1377号厚生省医務局長回答）と，最大限の医療対応を医師に求めるものであったが，2019（令和元）年通達では，「診療時間外・勤務時間外であることを理由に診療を拒むこと」（厚生労働省医発第1225号），「患者と医者の信頼関係が喪失している場合に新たな診察を拒むこと」も正当化されるなど，旧来と正反対の

要件変更となっている。現在の応召義務は,「医師が国に対して負担する公法上の義務であり,医師の患者に対する私法上の義務ではない」と明記される。具体的にどのような状況にあれば「正当化」されるかは,事案ごとに社会通念上妥当であるか否かが総合的に考慮される。このように医師の倫理性,精神性を含む職業的「自律性」は,時代の変化,社会構造との関係性において変化している。

(3) 医師数の推移と就業場所

　医師,歯科医師数の年次推移は,図5-1,図5-2に示される通りである。医師数については終戦から1970年代まで「無医大県解消構想」により,医師数拡大路線をとっていたが,1982（昭和57）年「医師については全体として過剰を招かないように配慮」することが閣議決定され,一転抑制される。その後2000年代も医学部の統廃合も視野に入れた削減策が進むが,医師の過重労働や地域の偏在が指摘され,また地域医療に医療施策がシフトする中で,医師需要の高まりから,2008（平成20）年,医学部の収容定員増に施策的に反転している。現在は医学部全体で9420人の収容定員（2017年度）で,2007（平成19）年度に比べ1795人増加している（図5-3）。2018（平成30）年の医師総数は32万7210人,男女構成比は「男」25万5452人（総数の78.1%）,「女」7万1758人（同21.9%）で,前回調査（2016年）より7730人（2.4%）増加している。医師総数としては,ここ数年,毎年4000人程度増加しており,人口10万対医師数も258.8人で,前回（2016年）に比べ7.1人増加している。

　医療を提供できる施設,場所は医療法において,病院,診療所,介護老人保健施設,調剤する薬局,助産所及び患者の居宅等と規定されている。2019（令和元）年の医師の就業場所として主に従事している施設種別をみると,「医療施設（病院,診療所等）の従事者」は31万1963人（総数の95.3%）,「介護老人保健施設の従事者」は3388人（同1.0%）,「医療施設・介護老人保健施設・介護医療院以外の従事者」は9331人（同2.9%）という構成割合となっている。

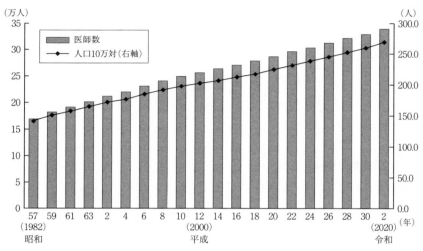

図5-1　医師数の推移

出所：厚生労働省「令和2年（2020年）医師・歯科医師・薬剤師統計の概況」（https://www.mhlw.go.jp/
　　　toukei/saikin/hw/ishi/20/index.html　2022年7月25日閲覧）。

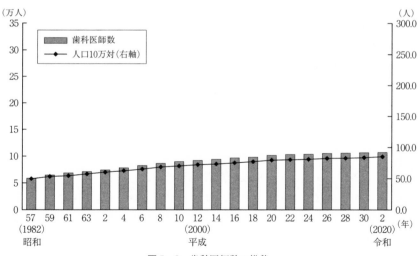

図5-2　歯科医師数の推移

出所：図5-1と同じ。

○　平成20年度以降，医学部の入学定員を過去最大規模まで増員。
○　医学部定員に占める地域枠*の数・割合も，増加してきている。
　　（平成19年度183人（2.4％）→平成29年1,674人（17.8％））
　　地域枠*：地域医療に従事する医師を養成することを主たる目的とした学生を選抜する枠であり，
　　奨学金の有無を問わない。

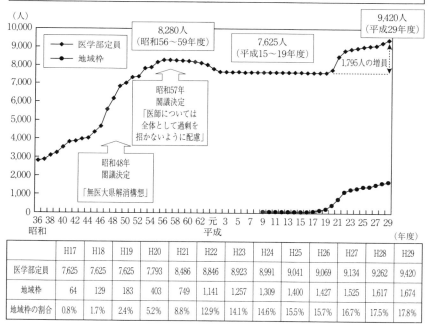

	H17	H18	H19	H20	H21	H22	H23	H24	H25	H26	H27	H28	H29
医学部定員	7,625	7,625	7,625	7,793	8,486	8,846	8,923	8,991	9,041	9,069	9,134	9,262	9,420
地域枠	64	129	183	403	749	1,141	1,257	1,309	1,400	1,427	1,525	1,617	1,674
地域枠の割合	0.8％	1.7％	2.4％	5.2％	8.8％	12.9％	14.1％	14.6％	15.5％	15.7％	16.7％	17.5％	17.8％

図 5 - 3　医学部入学定員数の推移

注：地域枠の人数については，文部科学省医学教育課調べ。
出所：厚生労働省（2019）「地域枠・臨時定員増について」（https://www.mhlw.go.jp/content/10803000/
　　000525287.pdf　2021年 8 月31日閲覧）。

3　看護師

（1）「看護師」の精神性

　看護師という職業がもつ精神性の起源としてよくいわれるのは，ナイチンゲールである。ナイチンゲール（F. Nightingale）は一般の人々にもその生涯が伝記として知られているが，近代看護を創立したといわれる[8]。多くの功績を遺

したナイチンゲールは，1820年にイギリスで生誕する。クリミア戦争での看護体験を経て，1860年に執筆された『看護覚え書』は，以来160年以上出版され続ける不朽の名著となっている。

　「『自然が患者に働きかける最も良い状態に患者を置く』この仕事を一体なんと呼んだらいいのだろうか？」「ほかによい言葉がないからこれを『看護』と呼ぼう」。看護（nursing）という言葉を紡ぎ，その法則性を指し示す本著は，時代を超えて看護に携わる者に示唆を与える。戦後，日本の看護教育の現場では，アメリカの影響が強く，戴帽式や卒業式で「ナイチンゲール誓詞」がセレモニーとして使用されることが多かったようである。このナイチンゲール誓詞は1893年アメリカの看護学校において，医師の世界観にある「ヒポクラテスの誓い」をもとに草稿したといわれる。ナイチンゲール誓詞については，時代の変化にそぐわない文言もあり，何回かの改訂や倫理綱領とあわせて理解を深める形となっているが，国によってその評価は分かれる。そもそも医療の中心となる専門職としての原初的発生は医師である。初期ナイチンゲール誓詞は，ヒポクラテスの誓いを模しつつ，医師から独立し「看護として」医療に携わる自律性を宣言したものと考えられる。その後の改訂や評価は，「看護」が職業的自律性を獲得していく過程ともみえる。現代の看護において，看護教育やその精神性に大きな影響を与えたといわれるのがヴァージニア・ヘンダーソン（V. A. Henderson）の『看護の基本となるもの』（1960年）である。ヘンダーソンは，看護師の独自機能を，「病人であれ，健康人であれ各人が，健康あるいは健康の回復（あるいは平和な死）に資するような行動をするのを援助することである。その人が必要なだけの体力と意思力と知識とをもっていれば，これらの行動は他者の援助を得なくとも可能であろう。この援助は，その人ができるだけ早く自立できるようにしむけるやり方で行う[9]」と定義した。そして看護師の行う援助について，「第一義的責任は，患者が日常の生活のパターンを保つことを助けること，すなわち，ふつうは他者に助けてもらわなくともできる呼吸，食事，排泄，休息，睡眠や活動，身体の清潔，体温の保持，適切に衣類を着ける，等々の行動を助けること」，加えて「患者を活力を欠く無為な状態から抜け出させるような活動を与えるという援助もする。すなわち，社交，学習，レクリ

エーション的な仕事，また生産的な仕事などの活動[10]」と述べている。病気を予防する，健康を回復するという援助活動を通して，普遍的な人間の営みというものに眼差しを向けている。久間圭子は，ヘンダーソンのいう「看護婦は一時的に意識不明な人の意識となり，自殺志向の人の人生を愛し，突然視力を失った人の眼となり，新生児に代わって移動し，若い母に知識と自信を与え，弱り切って話せない人の代弁者となること[11]」を看護の理念としている。一方でヘンダーソン自身がその著書の中で，「看護婦は"プロの母親"と呼ばれてきた[12]」と述べている点について，フェミニズム運動に社会的な注目が寄せられると，ヘンダーソンの看護観は女性性や母性が看護の資質と曲解される時期もあったようである。しかし，ヘンダーソン自身が明らかにしたかったのは，看護のもつ包括性にあると考えられる。「看護の定義は漠然としており，包括的でしかもしばしば，看護婦の役割は変化するものであると注釈がつく」「看護婦の役割は，10年経てば変わるばかりでなく，彼女が身をおく状況に応じても変わる。たとえば，患者のそばに看護婦しかいない場合は，どんな時代であっても彼女は医師やソーシャルワーカーや理学療法士の役割を果たさざるをえないだろう[13]」と述べている。「看護師が何をする人か」という法的，制度的な部分は，それぞれの国の文化や法制度の中の位置づけ，時代の変化によって変わるものである。看護の本質的な専門性とは，普遍的な人間の欲求（universal human needs）が満たされないとき，それに対して「どのように応ずる人か」という問いに，時代や社会の変化に応じて探索し続けるところにある。

　現代の医療は，ナイチンゲールやヘンダーソンの著作の時代より，格段に技術が進歩し，ハイテク医療ともいわれる。時代や臨床の場を超えたゆるぎない看護の基本として，ナイチンゲールやヘンダーソンの精神性は継承されながらも，求められる現代看護は高度化し，それに対応する看護理論も多様性をもって発展している[14]。

　看護師の精神性を表す国際的な倫理綱領は，1953年に国際看護師協会（ICN）によってはじめて採択され，その後，何回かの改訂を経て，2012年に現在に至る改訂が行われている[15]。

　その前文で，看護師の4つの基本的責任として「健康を増進し，疾病を予防

し，健康を回復し，苦痛を緩和すること」としている。さらに「看護のニーズはあらゆる人々に普遍的である。看護には，文化的権利，生存と選択の権利，尊厳を保つ権利，そして敬意のこもった対応を受ける権利などの人権を尊重することが，その本質として備わっている。看護ケアは，年齢，皮膚の色，信条，文化，障害や疾病，ジェンダー，性的指向，国籍，政治，人種，社会的地位を尊重するものであり，これらを理由に制約されるものではない。看護師は，個人，家族，地域社会にヘルスサービスを提供し，自己が提供するサービスと関連グループが提供するサービスの調整をはかる」と続く。

　現代社会の「看護師」の精神性は，ナイチンゲールにはじまる近代看護の精神を脈々と受け継ぎながら，応えるべきケアの範囲を人権，「地域社会，関連機関との調整」と拡大させ，専門職としての自律性を追求し続けている。

（2）制度としての「看護師」

　日本における制度としての「看護師」は保健師助産師看護師法（1948年）によって規定される。[16]

> 第5条　この法律において「看護師」とは，厚生労働大臣の免許を受けて，傷病者若しくはじよく婦に対する療養上の世話又は診療の補助を行うことを業とする者をいう。
> 第6条　この法律において「准看護師」とは，都道府県知事の免許を受けて，医師，歯科医師又は看護師の指示を受けて，前条に規定することを行うことを業とする者をいう。

　日本の医療制度において，看護師の業務は上記の「療養上の世話」と「診療の補助」に規定され，それらは独占業務となっている。また資格法制上は，看護師，助産師は業務独占資格，保健師は名称独占資格となっている。看護師の養成課程は，その歴史的な経過が養成制度に色濃く反映される形となって，多様な資格取得ルートがあり，看護職員として統計上集約される保健師，助産師，看護師，准看護師の4つの資格取得ルートが相互に重なり合っている。さらに国家資格である「看護師」と都道府県認定資格である「准看護師」が存在して

表 5 - 2　看護師資格と医療分野別の専門・認定看護資格

資格上の分類			新たな認定看護分野 （2020年度より）		現在の専門看護分野	

資格上の分類

	職　名	資格種別
1	看護師	国家資格
2	助産師	国家資格
3	保健師	国家資格
4	准看護師	都道府県認定資格
5	看護補助者（看護助手）	不問

新たな認定看護分野（2020年度より）

	分　野
1	感染管理
2	がん放射線療法看護
3	がん薬物療法看護
4	緩和ケア
5	クリティカルケア
6	呼吸器疾患看護
7	在宅ケア
8	手術看護
9	小児プライマリケア
10	新生児集中ケア
11	心不全看護
12	腎不全看護
13	生殖看護
14	摂食嚥下障害看護
15	糖尿病看護
16	乳がん看護
17	認知症看護
18	脳卒中看護
19	皮膚・排泄ケア

現在の専門看護分野

	分　野
1	がん看護
2	精神看護
3	地域看護
4	老人看護
5	小児看護
6	母性看護
7	慢性疾患看護
8	急性・重症患者看護
9	感染症看護
10	家族支援
11	在宅看護
12	遺伝看護
13	災害看護
14	放射線看護

出所：日本看護協会ウェブサイト内資料から筆者作成。

いるのも他の職種にない特徴である。

　また，現在の高度化・専門化した医療において，医師同様求められる専門技能も高度化・専門化する方向に看護も対応せざるを得なくなっている。職能団体である日本看護協会では，こうした医療の高度化・専門化，社会の変化に対応すべく独自の資格認定制度を設置し，その普及を図っている。資格認定制度には，専門看護師，認定看護師，認定看護管理者の３つの資格があり，所定の教育課程を経て資格認定され，５年ごとの認定更新が必要となる。表 5 - 2 に

現在の専門看護師，認定看護師における専門看護分野，認定看護分野を示す。

（3）看護師数の推移と就業場所

　2010（平成22）年以降の看護職員の総数及び，その内訳である看護師，保健師，助産師，准看護師の構成割合の推移を，図5-4，図5-5に示す。2019（令和元）年，看護職員の確保については，高齢化の進展に伴う医療需要や医療技術の高度化による人材確保の必要性から，「看護婦等の人材確保の促進に関する法律」（制定時の名称）（平成4年法律第86号）に基づく「看護婦等の確保を促進するための措置に関する基本的指針」が定められた。指針では「養成促進」「復職支援」「離職防止・定着促進」を施策的課題として，養成課程の整備，雇用・研修体制，潜在看護師の把握と就業支援など具体的内容が示されている。2016（平成28）年までは年平均3万人程度で堅調に増加してきたが，ここ数年の増加率は鈍化しており，196～206万人の需要が予測される2025年には，最大で13万人の不足が見込まれる。

　主な就業場所としては，2019（令和元）年の統計によれば，病院が全就業看護職員の6割（60.5%）の101万8412人，診療所31万6147人（18.8%），介護老人保健施設4万9035人（2.8%），訪問看護ステーション6万666人（3.6%），介護老人福祉施設（特別養護老人ホーム）4万2994人（2.6%），居宅サービス等7万1235人（4.2%）となっている。特に訪問看護ステーションは2010（平成22）年（就業者3万301人）に比して200%増となっている。同様に介護施設，居宅サービス等の従事者数も伸びており，近年の地域医療，地域福祉への施策シフトによって，人材の需要が高まっている。

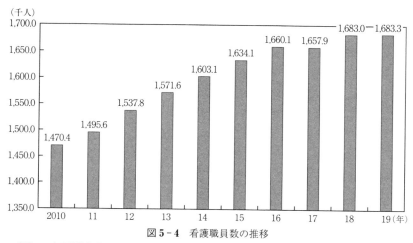

図 5 - 4　看護職員数の推移

出所：日本看護協会「看護統計資料」（https://www.nurse.or.jp/home/statistics/pdf/toukei01.pdf　2021年 9 月26日閲覧）をもとに筆者作成。

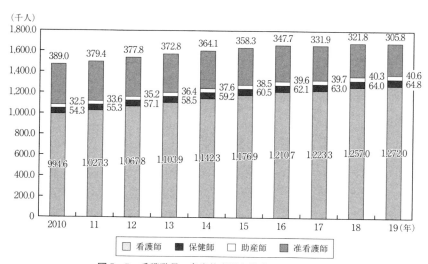

□ 看護師　■ 保健師　□ 助産師　■ 准看護師

図 5 - 5　看護職員の各資格者数と構成比の年次推移

出所：図 5 - 4 と同じ。

4　コメディカルという言葉の変遷

（1）パラメディカルからコメディカルへ

　「医療」の行為性について考えるとき，「病む者と，施し癒す者」という原初的な関係性がある。その関係性の古くからの担い手として「医師」という専門職性の成り立ちをみてきた。そして近代から現代へと「医療」が制度化される過程で，施しが「治療」となり，「治療」が「ケア」へと拡がりをみせる中で「看護」が展開してきたことを，「看護師」の専門職性から概説した。現代医療へと続く系譜の中で，医師と看護師は「医療専門職」成立の原点的な存在である。医師，看護師の専門職性の成立過程は，各国の医療提供体制の中心に組み込まれつつ，現代の医療専門職全体に及ぶ普遍的価値観や倫理観の形成に大きな影響を与えたといってよい。

　日本では，明治期に始まる医制によって，いわゆる「医師」が制度として組み込まれた。看護は日本赤十字社による看護婦教育が先行して行われていたものの，1915（大正4）年，看護婦規則（産婆規則は1899年）によって正式に制度化された。医療の本質的な機能（治療）上も制度的な位置づけも，医師は「医療専門職」の先駆けとなり，権威性を高めてきた。医師に続いて制度化された看護師も，その専門職性の発展とともに「医療専門職」としての立場を強固なものにしてきた。日本において医師，看護師は，医療の中心的な役割を果たすことになり，その機能は「業務独占資格（その資格を有する者でなければ携わることを禁じられている業務を，独占的に行うことができる資格）」として法的にも担保されている。

　現代医療は，高度化・専門化・複雑化に伴い，以前は医師のみが行っていた業務の細分化・分業化が進んでいる。さらに医療技術の進歩による新たな業務領域の拡がりもあって，それらの業務を専門に担う職種が必要となった。

　2010（平成22）年に厚生労働省より報告された「チーム医療の推進に関する検討会報告書」で，それら専門職種によるチーム医療の推進が提言された。その実質的な推進体となるチーム医療推進協議会ウェブサイトにおいて，「メ

表5-3　病院における医療関連従事者数

（単位：人）　　　　　　　　　　　　　　　　　　　　　　　　　　令和2（2020）年10月1日現在

		病院				一般診療所	歯科診療所
		総数	精神科病院	一般病院	医育機関		
	総　数	2,102,713.3	161,481.8	1,941,231.5	224,378.2	766,481.9	344,698.4
1	医　　　　　師1)	243,064.0	9,908.3	233,155.7	52,964.2	141,267.6	162.7
2	常　　　勤1)	188,338	7,020	181,318	44,613	104,731	47
3	非　常　勤	54,726.0	2,888.3	51,837.7	8,351.2	36,536.6	115.7
4	歯　科　医　師	10,351.9	147.4	10,204.5	6,584.2	2,408.7	101,007.0
5	常　　　勤1)	7,960	77	7,883	5,053	1,424	85,829
6	非　常　勤	2,391.9	70.4	2,321.5	1,531.2	984.7	15,178.0
7	薬　　剤　　師	50,990.5	2,994.2	47,996.3	6,572.7	4,576.1	480.0
8	保　　健　　師	6,135.2	113.7	6,021.5	690.7	8,930.7	…
9	助　　産　　師	23,806.7	7.0	23,799.7	4,068.8	8,282.2	…
10	看　　護　　師	827,451.2	57,975.5	769,475.7	94,659.4	161,161.4	768.2
11	准　看　護　師	90,774.9	22,221.2	68,553.7	184.6	85,283.0	169.7
12	看護業務補助者	153,382.3	22,160.9	131,221.4	6,144.6	18,302.5	…
13	理学療法士（PT）	84,459.3	251.1	84,208.2	2,642.9	16,505.2	…
14	作業療法士（OT）	47,853.9	6,958.4	40,895.5	1,145.5	3,201.8	…
15	視能訓練士	4,586.3	7.0	4,579.3	917.2	5,543.8	…
16	言語聴覚士	16,799.0	39.7	16,759.3	718.7	1,106.4	…
17	義肢装具士	97.3	—	97.3	0.1	30.3	…
18	歯科衛生士	6,124.4	138.2	5,986.2	1,107.3	1,810.7	123,368.5
19	常　　　勤1)	…	…	…	…	…	90,877
20	非　常　勤	…	…	…	…	…	32,491.5
21	歯科技工士	645.2	7.4	637.8	287.5	181.6	9,238.1
22	常　　　勤1)	…	…	…	…	…	8,194
23	非　常　勤	…	…	…	…	…	1,044.1
24	歯科業務補助者						72,422.2
25	診療放射線技師	45,177.0	589.3	44,587.7	5,562.9	10,447.3	…
26	診療エックス線技師	146.4	10.1	136.3	4.0	1,103.0	…
27	臨床検査技師	55,169.8	908.1	54,261.7	7,728.8	12,582.2	…
28	衛生検査技師	88.6	1.0	87.6	17.1	421.2	…
29	臨床工学技士	22,653.7	18.8	22,634.9	2,516.3	7,755.2	…
30	あん摩マッサージ指圧師	934.5	14.2	920.3	12.4	2,136.1	…
31	柔道整復師	439.1	3.0	436.1	13.7	3,649.3	…
32	管理栄養士	22,475.5	2,053.9	20,421.6	1,331.5	4,673.5	…
33	栄　　養　　士	4,444.8	779.2	3,665.6	221.9	1,594.8	…
34	精神保健福祉士	9,374.2	6,626.7	2,747.5	213.7	1,797.0	…
35	社会福祉士	14,643.4	115.4	14,528.0	660.4	1,606.1	…
36	介護福祉士	38,965.7	2,469.6	36,496.1	123.9	19,605.7	…
37	保　　育　　士	5,493.4	260.8	5,232.6	162.8	1,588.7	…
38	公認心理師	4,108.7	1,793.7	2,315.0	244.6	2,263.2	…
39	その他の技術員	14,552.6	1,094.4	13,458.2	2,205.2	4,903.8	…
40	医療社会事業従事者	3,478.1	94.3	3,383.8	327.5	1,102.2	…
41	事　務　職　員	223,064.1	11,422.5	211,641.6	20,398.1	185,783.0	28,929.6
42	その他の職員	70,981.3	10,296.8	60,684.8	3,945.0	44,877.6	8,152.4

注：1）医師，歯科医師，歯科衛生士及び歯科技工士の「常勤」は実人員である。
　　2）病院の従事者数は，従事者数不詳を除く。
出所：厚生労働省「令和2（2020）年医療施設（静態・動態）調査（確定数）・病院報告の概況」。

ディカルスタッフ（医療専門職）」と表記されており，統計的な資料で「医療関係従事者」（厚生労働省「医療施設の動向」）として整理される。2019（令和元）年の病院における医療関係従事者の職種と従事者数について，表5-3に示す。

　現代医療の高度化・専門化・複雑化に伴って，新たな専門職が制度化されてきた。これらが先に述べた「医療に関わる職種群」となっていくわけだが，1970年代にはパラメディカルスタッフ（paramedical：診療補助職）と呼称されるようになった。パラメディカルのパラ（para）には，側面や補強という意味があり，医療の中核的機能（治療）を担う医師を補助するスタッフを意味した。パラレル（parallel）の略ともいわれ，「並列・平行する」とも理解できる。ところが1980年代前半に，この用語に対する批判が起こる。医師の権威性が医師以外の職種に対して強いという日本の医療の風土において，パラ（para）という用語は「従属する」「付属する」と誇張して捉えられ，パラメディカルという用語は，医師至上主義的な意味をもってしまうという批判である。そのためその後，協力や協同という意味をもつ「co」を用いて，コ・メディカルもしくはコメディカル（comedical）と呼称されるようになった。

（2）コメディカルからメディカル・スタッフ（チーム医療）へ

　しかし，そもそもこの comedical は paramedical と異なり，和製英語で造語である。この用語は国際的に通用する用語ではなく，チームメンバーの共同性，立場的な平等性を表す意図も伝わりにくい。2012（平成24）年1月，日本癌治療学会は会告・通知等において，この用語には「意味する職種の範囲が不明確」「医師とそれ以外といった上下関係を暗示させ，医療チームのメンバーすべてが対等に参画するチーム医療の精神に反する」「コメディカルは英語としては Comedy（喜劇）の形容詞と解釈される場合があり好ましくない」等の問題点があることを指摘し，原則として「コメディカル」の使用を自粛するよう表明した。「医師とそれ以外」という整理ではなく，医療に関わるすべての資格保有者を中心に，医師，薬剤師，看護師，診療放射線技師等正式名称を使用することを推奨している。

　前述した「チーム医療推進協議会」ではコメディカルという呼称は使用せず，

医師，看護師を含めメディカル・スタッフ（医療専門職）と表現する。そして
チーム医療のチームメンバーには「患者・家族」が参画する。現在のチーム医
療を構成する医療専門職は分業化が進むとともに，必要とされる技能が高度化
し分野ごとにさらに細分化される。また，遺伝カウンセラーや臓器移植コー
ディネーターなど，チーム内への技能供与というより，医学の進歩によっても
たらされた新たな医療技術を社会的に機能させることに主眼を置く職種も登場
している。それらは各職能団体によって認定資格として担保される。現在の医
療専門職の主な職種と業務について，表5-4に示す。

　チーム医療を実践するうえで大切なのは，それぞれの職種が相互に敬意を払
える土壌をつくることである。職種の呼称は，その専門職の自律性をもった人
格を表している。その専門職性獲得の歴史と，その自律性に向けて日々研鑽し
社会的に発信し続ける姿勢を理解するところから「医療専門職」は理解される。

表5-4　医療チームにおける主な従事者

資　格	主な業務内容	資格種類
薬剤師	医師の処方箋に基づいて調剤・供給したり，その他の薬事衛生面を司り，国民が健康な生活を確保する薬を適切に服用する為の服薬指導，患者さん個々の状況に合わせた処方ができるよう，医師に対しても適切な情報を提供する。	国家資格
診療放射線技師	厚生労働大臣の免許を受けて，医師又は歯科医師の指示の下に，放射線を人体に対して照射することを業とする。病院などでX線撮影をはじめとして，CT（コンピューター断層画像）検査，MRI（磁気共鳴画像）検査，超音波検査，放射性同位元素（RI）の検査，放射線治療といった仕事や，医用放射線利用に関する「安全管理」を行う。	国家資格
理学療法士 Physical Therapist （PT）	ケガや病気などで身体に障害のある人や障害の発生が予測される人に対して，基本動作能力（座る，立つ，歩くなど）の回復や維持，および障害の悪化の予防を目的に，運動療法や物理療法（温熱，電気等の物理的手段を治療目的に利用するもの）などを用いて，自立した日常生活が送れるよう支援する医学的リハビリテーションを行う。	国家資格
作業療法士 Occupational Therapist （OT）	「身体又は精神に障害のある者に対し，主としてその応用的動作能力や社会的適応能力の回復を図るため，手芸，工芸その他の作業を行わせること」を業とする。具体的には「移動や食事・排泄・入浴等の日常生活活動に関する ADL 訓練」「家事・外出等の IADL 訓練」「作業耐久性の向上，作業手順の習得，就労環境への適応等の職業関連活動の訓練」「福祉用具の使用等に関する訓練」「退院後の住環境への適応訓練」「発達障害や高次脳機能障害等に対するリハビリテーション」を行う。	国家資格
言語聴覚士	海外では言語聴覚士は speech-Language Pathologist（SLP）と呼ばれる。ことばによるコミュニケーションの問題（脳卒中後の失語症，聴	

Speech-Language-Hearing Therapist (ST)	覚障害，ことばの発達の遅れ，声や発音の障害など），摂食・嚥下の問題の本質や発現メカニズムを明らかにし，対処法を見出すために検査・評価を実施し，必要に応じて訓練，指導，助言，その他の援助を行う。	国家資格
視能訓練士	1971年制定の「視能訓練士法」に基づく国家資格者。視能訓練士は，①視力検査，眼圧検査や視野検査等の各種視機能検査を行う眼科一般検査分野，②三歳児や中高年者の視機能スクリーニングを行う集団検診・健診分野，③斜視や弱視に対して視能矯正訓練を行う眼科専門分野，④低視力者に対するルーペなど弱視レンズ等の補助具を用いたリハビリ指導分野の4分野の業務を行う。	国家資格
臨床検査技師	主な業務内容は，医師又は歯科医の指示の下に，身体の構造や機能に関する様々な生体情報の検査を行う。具体的には心電図，肺活量，脳波，超音波検査などの生理検査と，採取した血液，尿や細胞の一部など体から採取した検体を調べる検体検査などがある。	国家資格
管理栄養士	食や栄養に関する高度な専門知識と技術をもち，糖尿病や高血圧などの病状のある人にはエネルギーコントロール食や減塩食などの特別食，手術後などで固形物が摂取できない人には流動食などを用いて，病態に合わせた食形態や必要な栄養素が充足する食事を提供し，栄養状態の維持・向上と病態・病状の改善，QOLの向上を目指した業務を行う。	国家資格
臨床工学技士	医師の指示の下に※生命維持管理装置（人の呼吸，循環，代謝など生命の維持に直接繋がる機能の代替，補助を行う装置）の操作および保守点検を行う。具体的には呼吸療法業務・人口心肺業務・血液浄化業務・高気圧治療業務・ICU業務・CCU業務・手術室業務・心臓カテーテル検査室業務・保守点検業務・安全管理業務・ペースメーカー外来，手術室，ICUなどでは電気メスやペースメーカーなど医療機器の安全管理を業としている。	国家資格
義肢装具士	義肢装具士は，医師の処方に従ってこれら義肢（事故や病気によって失われた手や足に装着し，機能を補ったり外観を整えたりするための人工の手・足（義手・義足））・装具（手や足，または体幹の機能に障害のある人が装着して，失われた機能を回復させたり，あるいは補ったりするための器具器械）を製作し，使用者の体へ合わせる（適合）業務を行う。	国家資格
救急救命士	搬送中の救急自動車内で，医師の具体的な指示のもと，心肺機能停止状態の傷病者に器具を使った気道確保，静脈路確保のための輸液などの「救急救命処置」を行う。一定の要件を備えた救急救命士は，気管挿管とアドレナリン（心拍再開に資する強心剤）の投与が認められている。	国家資格
歯科衛生士	歯科衛生士法における「歯科予防処置」「歯科診療の補助」「歯科保健指導」の3つの業務により，歯・口腔疾患の予防及び口腔衛生の向上を図る。近年は，がん患者さん等の手術や抗がん剤治療において，口腔衛生状態の改善や口腔機能の維持・向上を目指した口腔ケアが治療効果や術後のQOL向上につながることから，医科歯科連携として歯科衛生士の役割が重視されている。	国家資格
公認心理師	保健医療，福祉，教育，産業・労働，司法・犯罪など多岐にわたる分野や，分野にとらわれない私設心理相談機関などにおいて，心理学に関する専門的知識及び技術をもって，1. 心理に関する支援を要する者の心理状態の観察，その結果の分析，2. 心理に関する支援を要する者に対する，その心理に関する相談及び助言，指導その他の援助，3. 心理に	国家資格

	関する支援を要する者の関係者に対する相談及び助言，指導その他の援助，4. 心の健康に関する知識の普及を図るための教育及び情報の提供の業務を行う。	
診療情報管理士	診療記録が適正かどうか，記録の質を管理するとともに，正しい診療情報を活用できるよう情報を管理し，医療の質の向上，安全管理，病院経営管理などに寄与する専門職。主な業務内容としては，診療記録の監査，DPC 制度（診断群分類別包括制度）における支援，診療情報のデータ作成と分析・活用，電子カルテ・医療情報システムに関すること，各種疾患登録とそのデータベース構築等を主な業務とする。	認定資格
細胞検査士	医師が採取した検体に対し，さまざまな処理をして検体中の細胞をガラススライドに塗抹・染色してガラス標本を作製，ガラス標本上のすべての細胞を見て正常な細胞の中からがん細胞を確認する。がん細胞があった場合は，細胞診専門医とともに診断し結果を報告する業務を担っている。（臨床検査技師資格の保有等要件がある）	認定資格
医学物理士	医学物理士とは，放射線を用いた医療が適切に実施されるよう，医学物理学の専門的観点から貢献する医療職。診断分野，治療分野での活動があり，医師，診療放射線技師等と連携・協力し，診断装置および診断画像，治療装置の品質管理・保証を行う。	認定資格
医療リンパドレナージセラピスト	がん術後などに起きやすい後遺症の「リンパ浮腫」に対し，医師の診断および指示に基づきながら，患者や家族への生活指導，保存的治療法である「複合的理学療法（Complex Physical Therapy）」を行う施術者。医師，看護師，理学療法士，作業療法士，あん摩マッサージ指圧師の国家資格を持つものが，さらに養成講習会にて専門的知識と技術を修了することによって得られる資格。	認定資格
認定遺伝カウンセラー	認定遺伝カウンセラー®は遺伝医療を必要としている患者や家族に適切な遺伝情報や社会の支援体勢等を含むさまざまな情報提供を行い，心理的，社会的サポートを通して当事者の自律的な意思決定を支援する保健医療・専門職。認定遺伝カウンセラーとなりうる基盤の職種としては看護師，保健師，助産師，臨床心理士，社会福祉士，薬剤師，栄養士，臨床検査技師等が対象となる。	認定資格
臓器移植コーディネーター	臓器提供を考えている家族に必要な説明を行い，提供から移植がスムーズに運ぶよう調整する "いのちの橋渡し" をする仕事。1 件のドナー情報の対応にかかわるコーディネーターは約10名。ドナーが入院している病院で業務を行うコーディネーターと，社内で調整を行うコーディネーターに分かれ，チームを組んで担当する。コーディネーターとして採用され，その後認定される。採用の募集要件（医療資格保持者等）もある。	認定資格
国立がん研究センター認定がん専門相談員	「がん診療連携拠点病院等の整備指針」に定められているがん相談支援センターの相談員の研修を経て，がん相談としての基本姿勢を遵守しているか，自己研鑽などについて，一定の基準を満たしたがん相談員を「国立がん研究センター」が認定する。原則として，相談援助を主たる業務とする医療・福祉に関する資格（看護師，社会福祉士の国家資格，臨床心理士等の認定資格）を有する者が申請できる。	認定資格

出所：チーム医療推進協議会，医学物理士，認定遺伝カウンセラー，臓器移植コーディネーター，がん情報サービス各ウェブサイト内資料をもとに，筆者が修正加筆して作成。

注

(1)　小村富美子（2003）「医療専門職論概観」『市大社会学』4，41頁。

(2)　Freidson, E. (2007) *Professional dominance: the social structure of medical care, second paperback*, Aldine Transaction.（＝1992，進藤雄三・宝月誠訳『医療と専門家支配』恒星社厚生閣。）

(3)　新村出編（1998）『広辞苑　第5版』岩波書店。

(4)　Morales, A. & Sheafor, B. (1995) *Social Work: a Profession of Many Faces 7ed.*, Pearson.

(5)　キャッセル，E. J.／大橋秀夫訳（1981）『医者と患者』新曜社，143〜169頁。

(6)　(5)と同じ，169頁。

(7)　本書第4章参照。

(8)　久間圭子（2010）「フローレンス・ナイチンゲールの伝統を継承する世界の看護」『現代のエスプリ』510，17頁。

(9)　ヘンダーソン，V.／湯槇ます・小玉香津子訳（1995）『看護の基本となるもの』日本看護協会出版会，11頁。

(10)　(9)と同じ，14頁。

(11)　(8)と同じ，21頁。

(12)　(9)と同じ，10頁。

(13)　(9)と同じ，9頁。

(14)　城ケ崎初子・大川眞紀子・井上美代江（2016）「看護理論の発展経過と現状および展望」『聖泉看護学研究』5，1〜12頁。

(15)　日本看護協会は2021年3月に「看護職の倫理綱領」を公表している。

(16)　法制定当時は「保健婦助産婦看護婦法」であったが，2001（平成13）年改正によって，現行の名称となった。

(17)　厚生労働省「看護職員確保対策」（https://www.mhlw.go.jp/stf/seisakunitsuite/bunya/0000095525.html　2021年9月26日閲覧）。

(18)　日本看護協会「看護統計資料」（https://www.nurse.or.jp/home/statistics/pdf/toukei01.pdf　2021年9月26日閲覧）。

(19)　チーム医療推進協議会「チーム医療とは」（https://www.team-med.jp/Specialists　2021年9月26日閲覧）。

参考文献

岩田幸代ほか（2013）「医療専門職のモチベーションとその規定因に関する一考察——職種間比較分析を中心に」『商大ビジネスレビュー』2(2)，225〜235頁。

宮本京子（2001）「医療専門職とその養成制度の成立発展プロセス」『産業教育研究』31(2)，9〜20頁。

渡邉洋子（2019）「総論：日本の医療専門職の特徴——医師をめぐる多面的考察から」『社会保険研究』3(4)，458〜475頁。

学習課題

① 　チーム医療推進協議会ウェブサイト（https://www.team-med.jp/）から，掲載されている主な医療専門職の業務を調べてみよう。

② 　各医療専門職の職能団体のウェブサイト等から活動目的や倫理綱領を調べ，その専門職が何を使命としているか，まとめてみよう。

～～～ コラム　原点に還る——BPS モデルとソーシャルワーク ～～～

　2021年度から，社会福祉士養成課程の学習のねらいに，「バイオ・サイコ・ソーシャルモデル」（以下，BPS モデル）の修得が盛り込まれた。先行して，精神保健福祉士養成課程には盛り込まれていたが，ソーシャルワーカーとして両資格の足並みがそろった，ともいえる。

　この BPS モデルは，1970年代後半に米国の医師であったエンゲルが，当時の医療モデルの弊害（治療に偏ると疾患しか診なくなり，医療の非人間化が起こる）に対抗して，提唱したモデルである。エンゲルはその試みを，「生物医学への挑戦（A Challenge for Biomedicine）」と表現した。エンゲルの BPS モデルは，当時の医療モデルに対抗する「新しい医療モデル」の提示であった。これに対して，ソーシャルワークにおける BPS モデルが「今」取り上げられる理由を理解するには，ソーシャルワークの理論発展の経緯を踏まえておく必要がある。ソーシャルワークは，一時期，直線的因果律を基礎とする医療モデルと距離を置き，円環的因果律を基礎とする生活モデルを，ソーシャルワークの独自的視点とした。この理論上のモデルの対峙が，結果としてソーシャルワーカーから，「人間の本質（Human nature）」である生物学的側面の理解を遠ざけることになった。ストレングス理論で著名なサリービィ（D. Saleebey）は，その弊害を調査によって明らかにし，2001年『人間の行動と社会環境——バイオサイコソーシャルアプローチ』を著す。サリービィは，この著作において，先のエンゲルをリファレンス（参考，引用文献）としていない。用語としては同じであるが，サリービィの意図するところはエンゲルの医療モデルを起源とはしていないのである。サリービィの論文「ソーシャルワークにおける生物学の挑戦（Biology's Challenge on Social Work）」の「挑戦」とは，ソーシャルワーカーが遠ざけてきたものに対する再構築への挑戦である。

　40数年前，「ソーシャルワークは，患者を全人的存在（a whole person）として理解する。その全人的理解とは，生物的・心理的・社会的・文化的という4側面（Bio・Psycho・Social・Cultural を必要十分に理解することである」と講義を受けたことを思い出す。サリービィ以前に，ソーシャルワークはこのことを唱えてきた。課題はその"統合的実践"にある。

第6章

社会福祉専門職

　本章では，社会福祉専門職には，どのような職種や役割の違いがあるのかについて整理する。主な内容としては，国家資格である3福祉士（社会福祉士・精神保健福祉士・介護福祉士）を取り上げ，各資格の取得方法や活動する場所や，資格登録人数や合格率について解説する。さらに，福祉の現場で連携や協働が必要とされる他のスタッフやボランティアについても解説する。社会福祉を学ぶうえで，福祉専門職がもつ業務内容の違いや，他のスタッフを含めた多職種連携やチームアプローチの必要性を理解する手がかりにしてほしい。

1　社会福祉専門職とは

　社会福祉専門職とは，社会生活上，困難な問題を抱える人々を対象として，社会福祉の専門的知識・技術をもって援助を行う専門職である。少子高齢社会が進行し，様々な福祉に関する課題が存在する今日，地域を基盤とする援助における社会福祉専門職への役割としては，他の関連分野やスタッフと連携し，包括的な支援を行うことが期待されている。

　社会福祉専門職のうち，社会福祉士・精神保健福祉士・介護福祉士は，国家資格であり，「3福祉士」と呼ばれている。福祉士の資格は，すべて「名称独占」である。資格を持っている人だけが「～福祉士」と名乗れるが，業務に関しては，資格を持っていない人も行うことが可能である。[(1)]

　主な社会福祉専門職の名称と役割については，表6-1のように整理することができる。

表6-1　社会福祉専門職

職種名	役　割
社会福祉士	何らかの事情により日常生活を営むうえで支障があり，援助が必要な人の相談に乗り，対策を考え，生活に必要な援助を行う仕事。
精神保健福祉士	心に病を抱えた人がスムーズに生活を営めるように，相談や生活支援，助言，訓練，社会参加の手助け，環境調整などを行う仕事。
介護福祉士	心身の障害により日常生活が困難な人に対し，食事や排泄，入浴などの身のまわりの世話や環境整備を行う仕事。
介護支援専門員（ケアマネジャー）	都道府県の指定を受けた介護保険施設や病院などの医療機関に勤務し，利用者の状態に合った介護計画（ケアプラン）を作成する仕事。
臨床心理士	臨床心理学などの心理学の知識や諸技法を活かして，専門的な心理の援助を行う仕事。
心理カウンセラー	心の疾患にかかる人たちの相談に乗り，対話や心理テストなどを通して，悩みや課題に対する解決策を本人自らが見つけられるように手助けをする仕事。
医療ソーシャルワーカー（MSW）	保健医療機関において，患者や家族が抱える経済的・心理的・社会的問題の解決・調整を援助し，社会復帰の促進を図る仕事。社会福祉士資格を有することが多い。
精神科ソーシャルワーカー（PSW）	保健医療機関の精神科において，患者や家族が抱える経済的・心理的・社会的問題の解決・調整を援助し，社会復帰の促進を図る仕事。精神保健福祉士資格を有することが多い。
保育士	乳児院や保育所などの児童福祉施設において子どもの保育を行う仕事。3福祉士と同様に，日本の国家資格の一つである。

出所：筆者作成。

2　社会福祉士

（1）社会福祉士とは

　社会福祉士とは，1987（昭和62）年に成立した社会福祉士及び介護福祉士法によって成立した「ソーシャルワーカー」と呼ばれる社会福祉専門職の国家資格である。身体的・精神的・経済的なハンディキャップのある人から相談を受け，日常生活がスムーズに営めるように支援を行ったり，困っていることを解決できるように支えたりすることが主な業務である。また，他分野の専門職などと連携して包括的に支援を進めたり，社会資源などを開発したりする役割も

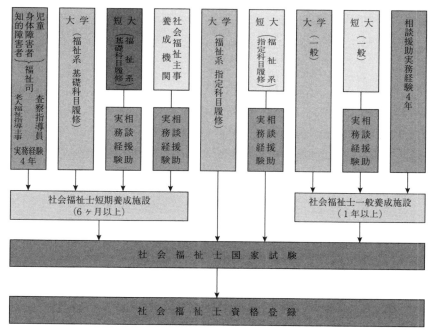

図6-1　社会福祉士になるためのルート

出所：社会福祉振興・試験センター「社会福祉士国家試験　受験資格（資格取得ルート図）」（http://www.sssc.or.jp/shakai/shikaku/route.html　2022年4月20日閲覧）。

求められている。[(2)]

（2）社会福祉士になるためのルート

　社会福祉士の資格を得るためには，「社会福祉士国家試験」に合格しなければならない。国家試験を受けるまでには様々なルートがあるが，主なものとしては，①大学等で指定科目を履修する，②短大等で指定科目を履修して実務1〜2年を経験する，③養成施設を卒業する（短期養成施設6か月以上，一般養成施設1年以上），④指定施設で実務を4年以上経験する，という4つのルートがある（図6-1）。

（3）受験科目

　社会福祉士については，2022（令和2）年4月現在，以下に示す精神福祉士国家試験との共通科目（11科目）と社会福祉士国家試験の専門科目（8科目）を合計した19科目となる。

〈共通科目〉

1.　人体の構造と機能及び疾病	7.　社会保障
2.　心理学理論と心理的支援	8.　障害者に対する支援と障害者自立支援制度
3.　社会理論と社会システム	9.　低所得者に対する支援と生活保護制度
4.　現代社会と福祉	10.　保健医療サービス
5.　地域福祉の理論と方法	11.　権利擁護と成年後見制度
6.　福祉行財政と福祉計画	

〈専門科目〉

12.　社会調査の基礎	17.　児童や家庭に対する支援と児童・家庭福祉制度
13.　相談援助の基盤と専門職	
14.　相談援助の理論と方法	18.　就労支援サービス
15.　福祉サービスの組織と経営	19.　更生保護制度
16.　高齢者に対する支援と介護保険制度	

　ただし，2021（令和3）年度以降，新カリキュラムの導入が各養成施設で進められており，2024年度以降（2025年2月実施分）からは，新カリキュラムでの国家試験の実施が予定されている[3]。科目数は，以下に示す共通科目（12科目）と専門科目（7科目）を合計した19科目である。

〈共通科目〉

1.　医学概論	7.　地域福祉と包括的支援体制
2.　心理学と心理的支援	8.　社会保障
3.　社会学と社会システム	9.　障害者福祉
4.　社会福祉の原理と政策	10.　社会福祉調査の基礎
5.　ソーシャルワークの基盤と専門職	11.　権利擁護を支える法制度
6.　ソーシャルワークの理論と方法	12.　刑事司法と福祉

〈専門科目〉

13. 保健医療と福祉

14. ソーシャルワークの基盤と専門職（専門）

15. ソーシャルワークの理論と方法（専門）

16. 福祉サービスの組織と経営

17. 高齢者福祉

18. 児童・家庭福祉

19. 貧困に対する支援

　新たなカリキュラムの変更点は，以下のようになる。①廃止された科目は，「福祉行財政と福祉計画」と「就労支援サービス」の2科目であり，他の科目にその内容が組み込まれることになった。②共通科目では，「刑事司法と福祉」と「社会福祉調査の基礎」の2科目が追加された。③専門科目では，「刑事司法と福祉」と「保健医療と福祉」の2科目が追加された。④新たな科目としては，「ソーシャルワークの基盤と専門職（専門）」と「ソーシャルワークの理論と方法（専門）」の2科目が新設された。⑤実習時間は，180時間だったものが，240時間に増加することになった。1日の実習時間を7.5時間で換算すると，8日間の追加となる。そして，地域の多様な福祉ニーズや多職種・多機関の協働，社会資源の開発などの実態を現場で深く学べるよう，2か所以上の施設で実習を行うこととされた。⑥実習の負担を軽減するため，介護福祉士や精神保健福祉士の有資格者は，実習時間については，60時間を上限に免除する。

（4）科目免除

　共通科目については，精神保健福祉士にすでに合格している場合は免除となり，専門科目のみ受験することになる。

（5）社会福祉士の活躍する場所

　社会福祉士が働く場所には，児童福祉施設や学校施設，高齢者の介護などを目的とした高齢者福祉施設，地域包括支援センター，障害者施設，地方自治体の福祉事務所，病院などの医療機関などがある。

（6）登録者数と合格率

　社会福祉士の登録者数は，2021（令和3）年7月現在，26万421人となっている。2021（令和3）年，第33回の合格率は29.3％である。受験者数は，4年連続の減少，合格者数は3年連続の減少である。受験者数は，第1回試験以降増加を続け，2009（平成21）年の4万6099人をピークとし，以降は，おおよそ4万5000人前後で推移している。2017（平成29）年の4万5849人を境に減少が続いている。

　直近5年の社会福祉士の合格率の平均は27.6％である。過去5年で最も合格率が低かった年は，2017（平成29）年度の25.8％（受験者数4万5849人に対して合格者1万1828人）で，最も合格率が高かった年は2018（平成30）年度の30.2％（受験者数4万3937人に対して合格者1万3288人）である。2013（平成25）年度の合格率は18.8％と低かった。最近では，2021（令和3）年度（第33回）が29.3％（受験者数3万5287人に対し，合格者1万333人）であり，2022（令和4）年度（第34回）が31.1％（受験者数3万4563人に対し，合格者1万742人）である。[4]

3　精神保健福祉士

（1）精神保健福祉士とは

　精神保健福祉士とは，精神保健福祉の領域で専門的な知識や技術をもち，精神に障害がある人たちの社会復帰の手助けや必要な訓練を行う。精神科ソーシャルワーカー（PSW：Psychiatric Social Worker）とも呼ばれる。日本では50年以上前より，全国の精神科の病院で「精神科ソーシャルワーカー」として働く人たちがいた。その後，1997（平成9）年には「精神保健福祉士法」が制定され，精神障害者の自立・社会復帰などをさらに促進することとなり，より専門的な知識・技術をもつソーシャルワーカーが必要となった。そこで，国家資格として精神保健福祉士の仕事が確立されたのである。

　精神保健福祉士と社会福祉士の2つの資格は名前も似ているため，混同されがちであるが，仕事の内容は異なる。精神保健福祉士の支援対象者は精神障害者のみである。一方，社会福祉士は，精神障害に限らず，障害を抱えるすべて

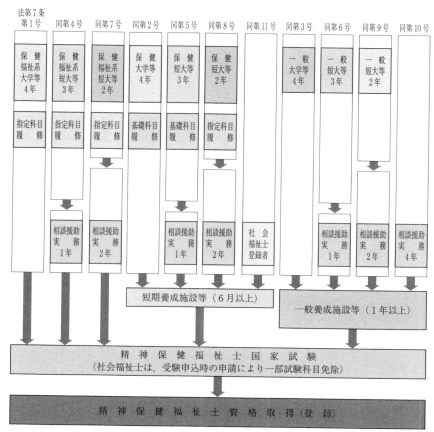

図 6 - 2　精神保健福祉士になるためのルート

出所：社会福祉振興・試験センター「精神保健福祉士国家試験　受験資格（資格取得ルート図）」(http://www.sssc.or.jp/seishin/shikaku/route.html　2022年 4 月20日閲覧)。

の人を対象とする。支援対象者に違いがあるものの，試験では共通科目も多く，実際に両方の資格をもって活躍する人も多い。[5]

（2）精神保健福祉士になるためのルート

　精神保健福祉士の資格を得るためには，「精神保健福祉士国家試験」に合格しなければならない。国家試験を受けるまでには様々なルートがあるが，主なものは，①大学等で指定科目を履修する，②短大等で指定科目を履修して実務

１～２年を経験する，③養成施設を卒業する（短期養成施設６か月以上，一般養成施設１年以上），④指定施設で実務を４年以上経験する，という４つのルートがある（図6-2）。

（3）受験科目

精神保健福祉士については，2022（令和４）年４月現在，以下に示す社会福祉士との共通科目（11科目）と専門科目（６科目）を合計した17科目となる。

〈共通科目〉
1. 人体の構造と機能及び疾病
2. 心理学理論と心理的支援
3. 社会理論と社会システム
4. 現代社会と福祉
5. 地域福祉の理論と方法
6. 社会保障
7. 低所得者に対する支援と生活保護制度
8. 福祉行財政と福祉計画
9. 保健医療サービス
10. 権利擁護と成年後見制度
11. 障害者に対する支援と障害者自立支援制度

〈専門科目〉
1. 精神疾患とその治療
2. 精神保健の課題と支援
3. 精神保健福祉相談援助の基盤
4. 精神保健福祉の理論と相談援助の展開
5. 精神保健福祉に関する制度とサービス
6. 精神障害者の生活支援システム

ただし，2021（令和３）年度以降，新カリキュラムの導入が各養成施設で進められており，2024年度以降（2025年２月実施分）からは，新カリキュラムでの国家試験の実施が予定されている。新たなカリキュラムの変更点は，主に以下のようになる。①カリキュラム上では，主な精神保健福祉士養成の中核を成す科目である「精神保健福祉の原理（60時間）」と精神保健福祉士の役割の変化に応じた科目である「刑事司法と福祉（30時間）」と「地域福祉と包括的支援体制（60時間）」の３科目が創設された。②現存の「低所得者に対する支援と生活保護制度」と「保健医療サービス」の再構築が行われた。③社会福祉士養成課程の教育内容との共通科目の拡充（社会福祉士と精神保健福祉士の養成課程の共通科目はこれまで11科目420時間だが，2021年度から13科目510時間まで拡充される）が示された。

（4）科目免除

　共通科目については，社会福祉士にすでに合格している場合は免除となり，専門科目のみを受験することになる。

（5）精神保健福祉士の活躍する場所

　精神保健福祉士が働く場所には，精神科のクリニック，高齢者のための介護施設，就労支援事業所，相談支援事業所，保健所・精神保健福祉センター，公共職業安定所（ハローワーク），児童相談所，一般企業などがある。

（6）登録者数と合格率

　精神保健福祉士の登録者数は，2021（令和3）年7月現在，9万4672人となっている。2021（令和3）年度の精神保健福祉士試験では，合格率は64.2%であった。受験者数と合格者数は，4年連続の減少となっている。受験者数の減少幅より合格者数の減少幅が小さく，合格率は2.1ポイント上昇した。

4　介護福祉士

（1）介護福祉士とは

　介護福祉士とは，日常生活が困難な高齢者や身体・精神に障害のある人などに対して，食事や入浴，排泄などの身体介護を行う仕事である。介護するだけでなく，周囲で介護をする家族などの人に対し，介護についての相談やアドバイスを行う役割を担っている。⁽⁶⁾

（2）介護福祉士になるためのルート

　介護福祉士の資格を得るためには，「介護福祉士国家試験」に合格しなければならない。国家試験を受けるまでには様々なルートがあるが，主なものは，①養成施設ルート（養成施設を卒業する），②実務経験ルート（実務経験3年以上と実務研修を修了する），③福祉系高校ルート（福祉系高校を卒業して，実務を経験する），④経済連携協定EPAルート（EPA協定のある国からの外国人受け入れ）

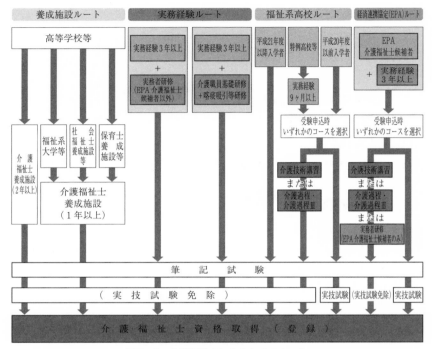

図 6-3　介護福祉士になるためのルート

出所：社会福祉振興・試験センター「介護福祉士国家試験　受験資格（資格取得ルート図）」（http://
www.sssc.or.jp/kaigo/shikaku/route.html　2022年4月20日閲覧）を一部改変。

という4つのルートがある（図6-3）。

　ただし，介護福祉士については，「社会福祉士及び介護福祉士法」の改正により，2017（平成29）年度の第30回から，養成施設ルートが介護福祉士国家試験の受験の対象となった。新法の施行（2017年4月1日）から2027年3月31日までに介護福祉士養成施設を卒業した者については，介護福祉士試験に合格しなくても（不合格または受験しなかった者），卒業年度の翌年度から5年間は，介護福祉士となる資格を有するとする経過措置が設けられている。

（3）受験科目

　介護福祉士については，以下に示した13科目となる。

> 1. 人間の尊厳と自立
> 2. 人間関係とコミュニケーション
> 3. 社会の理解
> 4. 介護の基本
> 5. コミュニケーション技術
> 6. 生活支援技術
> 7. 介護過程
>
> 8. 発達と老化の理解
> 9. 認知症の理解
> 10. 障害の理解
> 11. こころとからだのしくみ
> 12. 医療的ケア
> 13. 総合問題

（4）介護福祉士の業務内容

　介護福祉士の業務内容は，①身体介護（食事・排泄・衣服の着脱，入浴をはじめとした身体の衛生管理），②生活援助（食事・洗濯・掃除など室内の整理整頓，必要な買い物などの日常的な家事全般の援助），③相談・助言（介護を受ける人だけではなく，その家族など介護者も含め，生活・身体，介護に関しての相談にのったり助言したりする），④社会活動支援（社会的な孤立を防ぎ，家族や近隣の人たちとのよい対人関係を築けるように支援する）である。

（5）登録者数と合格率

　介護福祉士の登録者数は，2021（令和3）年7月現在，181万2427人となっている。2021（令和3）年の国家試験受験者数は8万4483人で，合格者数は5万9975人となり，合格率は71.0%である。2018（平成30）年度の第31回には73%台と高い合格率を示していたが，2019（令和元）年度の第32回には70%を切った。2020（令和2）年度の第33回は71%まで回復し，受験者数は昨年より400人，合格者数は1000人ほど増加している状況である。2022（令和4）年1月実施の第34回介護福祉士試験の合格率は，72.3%となった。受験者数は前回よりわずかに減少し8万3082人で，合格者数は6万99人となった。⁽⁷⁾

5　3福祉士の就労状況

　社会福祉振興・試験センターは，2021（令和3）年7月に「令和2年度『社会福祉士・介護福祉士・精神保健福祉士就労状況調査結果』」を公表している。⁽⁸⁾

表6-2　3福祉士の就労状況

(1)　福祉・介護・医療分野で就労

	社会福祉士	精神保健福祉士	介護福祉士
福祉・介護・医療分野で就労	77.4%	75.2%	76.3%
うち高齢者福祉関係	39.3%	15.2%	81.8%
資格者養成等で就労	1.2%	1.4%	0.2%
福祉・介護・医療以外の分野で就労	9.4%	9.3%	7.0%
現在仕事をしていない	10.7%	12.8%	13.8%

(2)　潜在有資格者の福祉・介護・医療分野への就業意向

①　社会福祉士	是非働きたい	条件が合えば働きたい	働きたくない	分からない
福祉分野以外で仕事をしている	9.0%	51.1%	17.7%	21.4%
現在仕事をしていない	12.5%	47.8%	19.6%	18.4%
②　精神保健福祉士	是非働きたい	条件が合えば働きたい	働きたくない	分からない
福祉分野以外で仕事をしている	9.2%	51.6%	18.5%	19.9%
現在仕事をしていない	12.4%	47.8%	19.6%	18.4%
③　介護福祉士	是非働きたい	条件が合えば働きたい	働きたくない	分からない
福祉分野以外で仕事をしている	3.2%	38.4%	27.8%	28.5%
現在仕事をしていない	7.2%	35.2%	30.0%	23.4%

(3)　年収（2019年）（年収額を回答した人の平均）

	社会福祉士	精神保健福祉士	介護福祉士
全平均	404万円	403万円	292万円
男性	473万円	463万円	373万円
女性	365万円	377万円	269万円

(4)　賃金の水準の満足度（年収額を回答した人の平均）

	社会福祉士	精神保健福祉士	介護福祉士
満足	12.4%	12.9%	5.6%
やや満足	23.4%	23.1%	11.8%

普通	31.2%	30.7%	20.9%
やや不満足	21.1%	21.0%	17.3%
不満足	11.4%	11.7%	11.0%
無回答	0.4%	0.6%	33.5%

(5)　雇用形態

	社会福祉士	精神保健福祉士	介護福祉士
正規職員	81.6%	80.6%	65.4%
契約社員（有期労働）	8.4%	9.2%	9.4%
パートタイム職員（短時間労働）	9.3%	9.5%	23.9%
派遣社員	0.2%	0.2%	0.9%

　注：この調査は，2020年11月から12月の間に行われ，資格登録している介護福祉士58万2319人，社会福祉士10万281人，精神保健福祉士3万5577人から有効回答を得たものである。
　出所：社会福祉振興・試験センター（2021）「令和2年度『社会福祉士・介護福祉士・精神保健福祉士就労状況調査結果』」より筆者作成。

　これに基づいて，3福祉士（社会福祉士・精神保健福祉士・介護福祉士）の就労状況について説明する。

　調査結果によると，社会福祉士では，「福祉・介護・医療分野で就労している」としたのは，77.4％となっている。一方で，「福祉・介護・医療以外の分野で就労」が9.4％，「現在仕事をしていない」が10.7％となり，合計20.1％（約2割）の人が潜在社会福祉士（資格を有しているが，その資格で仕事をしていない人）といえる状況である。潜在社会福祉士のうち，「是非働きたい」，「条件が合えば働きたい」と答えた約6割程度の人が現場への復帰への思いがあり，約2割程度は現場への復帰への思いがない状況である。

　精神保健福祉士では，「福祉・介護・医療分野で就労している」としたのは，75.2％となっている。一方で，「福祉・介護・医療以外の分野で就労」が9.3％，「現在仕事をしていない」が12.8％となり，合計22.1％（約2割）の人が潜在精神保健福祉士といえる状況である。潜在精神保健福祉士のうち，「是非働きたい」，「条件が合えば働きたい」と答えた約6割程度の人が現場への復帰への思いがあり，約2割程度は現場への復帰への思いがない状況である。

　介護福祉士では，「福祉・介護・医療分野で就労している」としたのは，

76.3％となっている。一方で，「福祉・介護・医療以外の分野で就労」が7.0％，「現在仕事をしていない」が13.8％となり，合計20.8％（約2割）の人が潜在介護福祉士といえる状況である。潜在介護福祉士のうち，「是非働きたい」，「条件が合えば働きたい」と答えた約4割程度の人が現場への復帰への思いがある状況であり，働きたくないと答えた約3割程度は現場への復帰への思いがない状況である。

　3福祉士の就労状況としては，約7割の人が，福祉・介護・医療の分野で就労しており，大きな差はなかった。しかし，潜在資格者の就業意識では，介護福祉士が他の2福祉士に比べて，低い結果が出ていた。その背景には，正規職員の割合が低いこと（介護福祉士が65％に対し，社会福祉士と精神保健福祉士は80％以上）や年収の低さ，現場の人手不足などの状況も関係していると考えられる。社会福祉士と精神保健福祉士については，正規職員の割合（80％以上）や平均年収（400万円以上）等の状況に大きな差はみられなかった。

6　3福祉士と診療報酬

　社会福祉専門職については，保健医療分野との関係も密接である。特に，3福祉士と呼ばれる社会福祉士・精神保健福祉士・介護福祉士は，診療報酬の改定の動きとの関わりも大きい。2022（令和4）年度診療報酬改定を議論している中央社会保険医療協議会（中医協）における2021（令和3）年11月12日の総会で，病気や障害のある家族を世話する18歳未満の「ヤングケアラー」をめぐり，病院が福祉や介護，教育機関と連携して支援につなげた場合，現行の「入退院支援加算」を拡充し，診療報酬を加算することを厚生労働省が提案した。[9]

　政府は，2022（令和4）年度予算において，現行の「入退院支援加算」を拡充し，病院がヤングケアラーを支援した場合に新たな加算を認めるという新たな施策を打ち出した。[10]「入退院支援加算」とは，病気になり入院しても，住み慣れた地域で継続して生活できるよう，また，入院前から関係者との連携を推進するために，入院前や入院早期からの支援の強化や退院時の地域の関係者との連携を評価するものである。

```
                            入退院支援加算 1
            〈見直し前〉                        〈見直し後〉
［算定要件］                      ［算定要件］
イ  一般病棟入院基本料等の場合    600点  イ  一般病棟入院基本料等の場合      700点
ロ  療養病棟入院基本料等の場合  1,200点  ロ  療養病棟入院基本料等の場合    1,300点
```

　入退院支援加算1の施設基準において，転院または退院体制等に係る連携機関の数を20以上から25以上に変更するとともに，評価を見直し，当該連携機関の職員との面会について，ICT を活用した対面によらない方法で実施することが認められる。条件を満たせば，100点の報酬アップを受けることができる。ここに掲げる「連携する保険医療機関」等の規定については，2022（令和4）年3月31日において現に入退院支援加算1に係る届出を行っている保険医療機関は，同年9月30日までの間に限り，当該基準を満たすとみなされる。この動きについては，6か月の移行期間が設けられている。

　ヤングケアラーとは，法的な定義はないが，一般に，本来，大人が担うと想定されている家事や家族の世話などを日常的に行っている子どものことを指す。厚生労働省により2021（令和3）年4月に初めて全国規模で実施された「ヤングケアラーの実態に関する調査研究」によると，中学2年生の5.7%，全日制高校2年生の4.1%が「世話をしている家族がいる」と回答した。このうち6割超が誰にも相談したことがないとしており，孤立しやすい傾向がある。近年の調査では，中学2年生の5.7%，高校2年生の4.1%が「世話をしている家族がいる」と回答している。このような状況の中で，福祉，介護，医療，教育等の関係機関が連携し，ヤングケアラーを早期に発見して適切な支援につなげるための取り組みの推進が課題となっており，今回の入退院支援加算の新たな位置づけの背景となった。

　その要件として，「虐待を受けている又はその疑いがある」「生活困窮者」「同居者の有無に関わらず，必要な養育又は介護を十分に提供できる状況にない」家庭を対象とし，病院が入院患者の家族にヤングケアラーがいることを見つけ，ヤングケアラーに重い介護の負担がかからないような支援につなげる取

り組みをした場合に加算対象とすることなどを想定している。

　また今回の診療報酬改定では，入退院支援の対象となる患者の対象を見直し，①家族に対する介助や介護等を日常的に行っている児童等であること，②児童等の家族から介助や介護等を日常的に受けていることが追加された。

　社会福祉士に関し，この新たな要件は，表面化しにくい問題を捉えて支援するというものであり，この役割は，院内に向けた役割よりむしろ，地域社会に向けたソーシャルワーカーの役割としての期待が大きい。精神保健福祉士に関しても，社会福祉士と同様で，質の高い入退院支援を推進する観点から，入退院支援加算の要件を見直すとともに，ヤングケアラーの実態を踏まえ，入退院支援加算の対象患者の見直しをするとしている。介護福祉士についても，このヤングケアラーに関する取り組みの必要性が展開され，介護業務と相談支援業務の連携方法の確立やチームアプローチの重要性を問うものとなっている。

　今後は，このヤングケアラーへの支援が，3福祉士と診療報酬とを関連づけるキーワードとなり，今後の新たな支援を必要とする存在として，注目されると考えられる。

7　ボランティア

　ここでは，他のスタッフとしてボランティアを取り上げる。

　ボランティアとは，自らの意志により（公共性の高い活動へ）参加する人のこと，またはその活動のことを指すものである。ボランティアについては，若者から高齢者まで幅広い世代の参加が可能である。

　ボランティアの種類については，大きく次の4つに分けることができる。

　①　支援型

　災害などで困っている人を助けるためのボランティアである。"ボランティア"といえば，多くの人が支援型を思い浮かべるかもしれない。高齢者向けの介護ボランティアも支援型の一つである。

　②　交流型

　支援や救助をするだけがボランティアではない。ボランティアをする相手と

交流しながら活動するような楽しいボランティア活動もあり，それが交流型である。具体的には，観光などにおける外国人向けボランティアや，障害がある人への手話や点字・朗読のボランティアなどが例である。

③　サービス型

主に日常生活での困りごとをサポートするボランティアである。たとえば，家事や買い物をすることが大変な高齢者のサポートとして，買い物代行のボランティアがある。また，電話などで相談を受ける傾聴ボランティアなども存在している。

④　環境保護型

身近な地元での活動から，自然環境を守るためのボランティアまで幅広いのが特徴であり，国内だけでなく，国際的な規模での活躍を目指し海外ボランティアを希望する人も増えている。

さらに，ボランティアについては，4つの原則が示されている。

①　自分からすすんで行動する――「自主性・主体性」

ボランティア活動は，自分自身の考えによって始める活動であって，誰かに強制されたり，また，義務として行わせる活動ではない。友人から誘われたり，あるいは，学校や会社の行事として参加したり，テレビや新聞で見かけたり，どんな小さなきっかけでも，自分自身の「やってみよう」という気持ちを大切にすることから，ボランティア活動は始まるのである。

②　ともに支え合い，学び合う――「社会性・連帯性」

私たちの社会には様々な課題が存在する。課題を発見し，改善していくためには，一人ひとりが考えることと，多くの人々と協力しながら力を合わせて行動することが大切である。

③　見返りを求めない――「無償性・無給性」

ボランティア活動は，活動目的の達成によって，出会いや発見，感動，そしてよろこびといった精神的な報酬を得る活動であり，個人的な利益や報酬を第一の目的にした活動ではない（ただし，交通費や食費，材料費などの実費弁償については無償の範囲としている）。

④　よりよい社会をつくる――「創造性・開拓性・先駆性」

　目の前の課題に対して，何が必要なのか，そして，改善するためにはどうすればよいかを考えることが大切である。ボランティア活動では，従来の考え方にとらわれることなく，自由な発想やアイデアを大切にしながら，方法やしくみを考え，創り出していくことが大切である。

　さらに，ボランティア活動を行ううえでは，以下の点に注意が必要である。①プライバシーを守る，③心配なこと・気づいたことはすぐにボランティア受け入れ担当者に相談する，④積極的にコミュニケーションをとる，⑤決められた約束・ルールは必ず守る，⑥無理なく継続できる活動をする，⑦事故やケガに備えてボランティア保険に加入する[11]。

注

(1)　中島裕・坂本雅俊編著（2017）『保健医療サービス』ミネルヴァ書房，60頁。

(2)　赤羽克子編（2015）『3 福祉士の仕事がわかる本』日本実業出版社，12～17頁。

(3)　厚生労働省「令和元年度社会福祉士養成課程における教育内容等の見直しについて」（https://www.mhlw.go.jp/stf/seisakunitsuite/bunya/hukushi_kaigo/seikatsu-hogo/shakai-kaigo-yousei/index_00012.html　2021年8月10日閲覧）。

(4)　厚生労働省「社会福祉士国家試験の受験者・合格者の推移」（https://www.mhlw.go.jp/content/12004000/000909006.pdf　2022年7月20日閲覧）。

(5)　(2)と同じ，144～145頁。

(6)　結城康博・黒岩亮子編著（2013）『介護・福祉の仕事がわかる本』日本実業出版社，14～16頁。

(7)　厚生労働省「介護福祉士国家試験の受験者・合格者の推移」（https://www.mhlw.go.jp/content/12004000/000917100.pdf　2022年7月20日閲覧）。

(8)　社会福祉振興・試験センター（2021）「社会福祉士・介護福祉士・精神保健福祉士就労状況調査結果（速報版）について」（http://www.sssc.or.jp/touroku/results/pdf/r2/results_r2_sokuhou.pdf　2021年8月10日閲覧）。

(9)　「ヤングケアラーを支援：孤立化課題，病院に報酬加算　厚労省方針」『日本経済新聞』2022年11月13日。

(10)　(9)と同じ。

(11)　巡静一・早瀬昇編著（1997）『基礎から学ぶボランティアの理論と実際』中央法規出版，140～155頁。

参考文献

赤羽克子編著（2015）『3 福祉士の仕事がわかる本』日本実業出版社。

梅方久仁子（2018）『福祉・介護の資格と仕事――やりたい仕事がわかる本　改訂新版』技術評論社。

厚生労働省「令和元年度社会福祉士養成課程における教育内容等の見直しについて」（https://www.mhlw.go.jp/stf/seisakunitsuite/bunya/hukushi_kaigo/seikatsuhogo/shakai-kaigo-yousei/index_00012.html　2021年 8 月10日閲覧）。

厚生労働省「社会福祉士国家試験の受験者・合格者の推移」（https://www.mhlw.go.jp/content/12004000/000909006.pdf　2022年 7 月20日閲覧）。

厚生労働省「介護福祉士国家試験の受験者・合格者の推移」（https://www.mhlw.go.jp/content/12004000/000917100.pdf　2022年 7 月20日閲覧）。

社会福祉振興・試験センターホームページ（http://www.sssc.or.jp/　2021年 8 月10日閲覧）。

社会福祉振興・試験センター（2021）「社会福祉士・介護福祉士・精神保健福祉士就労状況調査結果（速報版）について」（http://www.sssc.or.jp/touroku/results/pdf/r2/results_r2_sokuhou.pdf　2021年 8 月10日閲覧）。

中島裕・坂本雅俊編著（2017）『保健医療サービス』ミネルヴァ書房。

巡静一・早瀬昇編著（1997）『基礎から学ぶボランティアの理論と実際』中央法規出版。

結城康博・黒岩亮子編著（2013）『介護・福祉の仕事がわかる本』日本実業出版社。

『シルバー産業新聞』2021年 8 月10日号。

「ヤングケアラーを支援：孤立化課題，病院に報酬加算　厚労省方針」『日本経済新聞』2021年11月13日。

学習課題

①　社会福祉専門職に求められる能力には，どのようなものがあるかを考えてみよう。

②　社会福祉専門職の魅力ややりがいには，どのようなものがあるかを考えてみよう。

③　社会福祉専門職の人数を増やすには，どのような政策が必要であるかを話し合ってみよう。

〜〜〜〜〜〜〜〜 **コラム　今後の福祉現場における人材確保の課題** 〜〜〜〜〜〜〜〜

　介護保険法や障害者総合支援法の実施が実現したことによって，措置から利用契約への変更が行われ，自己決定の尊重や，その人らしく生きる尊厳を支える援助，その人の状況に合わせた個別援助が必要とされている。援助する側からすると，個々の専門性を活かしたチームアプローチも重視される。医療専門職やボランティアなどは，チームのメンバーとして考えるべきである。

　今日の福祉の現場においては，2つの課題があるといえる。1つ目は，潜在有資格者の活用である。資格を有していても，その分野で働くことができない場合も多く，就職に関する情報や就職活動への援助をさらに広げることで，職場への復帰も行いやすくなる。現在，都道府県社会福祉協議会では，介護・福祉応援貸付金の取り組みも行われており，今後もその拡大が期待される。

　2つ目は，社会福祉専門職のキャリアアップへの支援である。本文でも示した3福祉士（社会福祉士・精神保健福祉士・介護福祉士）については，上位資格として，それぞれ認定福祉士が創設されている。認定社会福祉士を例とすると，2021年7月現在，日本社会福祉士会によれば，1007名の登録があるとされている。この上位資格の取得を目指すことで，キャリアップや収入の増加にもつながるような枠組みがあれば，職員の働く意欲の向上にもなるはずである。同時に，近年では，退職理由を職場の人間関係とする割合も高く，働きやすい環境づくりも必要である。

　今後の社会福祉専門職については，福祉現場における定着率の向上につながる取り組みの実現が大きな課題であると考えられる。

〜〜〜〜〜〜〜〜〜〜〜〜〜〜〜〜〜〜〜〜〜〜〜〜〜〜〜〜〜〜〜〜〜〜〜〜〜〜

第7章

施設内連携

　歴史的にみて保健医療サービスにおけるソーシャルワーカーの実践では，医師や看護師などの医療職との連携・協働が不可欠であった。しかし，この「当たり前」の専門職の連携について，日本において理論的に議論されるようになったのは，ようやく2000年代に入る前後の時期からである。

　医療専門職との連携は，ソーシャルワーカーにとって「当たり前」なことではあるが，その知識や価値体系，職業文化等の違いが大きく実践は容易ではない。本章では，保健医療サービスにおける多職種連携実践（Interprofessional Work：IPW）について，その背景と考え方，それを支える多職種連携教育（Interprofessional Education：IPE）の取り組みについて触れ，今日の日本における地域包括ケアの視点から，医療ソーシャルワーカーに求められる役割と課題について展望する。

1　保健医療サービスと IPW・IPE

　ここでは保健医療サービスにおいて IPW が重視されるようになった背景と，IPW・IPE について説明する。

（1）保健医療分野におけるパラダイムシフト

　世界的なレベルで人口高齢化が進展し，治癒が不可能な慢性疾患や加齢に伴う様々な症候や障害をもつ高齢者が増加し，それに伴って健康の概念や保健医療サービスのパラダイムシフトが起きていることが指摘されている[1]。それは

「Cure（治療）から Care（ケア）」というフレーズにも表されているだろう。

　2014（平成26）年に日本学術会議臨床医学委員会老化分科会は，これからの医療のあり方について，臓器単位の疾病治療を主眼とする「治す医療」から，生活の質（Quality of Life：QOL）を最大にするために治療の優先順位を再配置する「治し支える医療」へと向かう必要性を示した。これは言い換えれば，「病院中心の医療」から「地域完結型医療」への転換が提言されたといえる。[2]そしてこの「地域完結型医療」の実現のためには，保健医療福祉に関わる制度・機関・専門職の間の連携が欠かせない。

　上記の学術会議の提言に先立って，2010年に WHO は「IPE と連携実践の行動枠組み[3]」を示した。そこでは，最適な保健医療サービス提供のためには，IPE を受けた人材による IPW が欠かせないことが強調されており，国家レベルでの IPE 促進の必要性が提言されている。この WHO の動きに示されているように，IPW と IPE はもはやグローバルスタンダードであり，IPW の展開なくしては，質の高い保健医療サービスの提供は成立しないといえる。

（2）IPW の形態

　IPW については，これまで多職種連携や協働，多職種チームワーク，ネットワークなどと呼ばれ，その定義も様々で混沌とした状況が長年続いている。リーブス（S. Reeves）[4]らは，こうした状況を踏まえて IPW に関連する文献レビューを行い，IPW には6つのコア（中心的）要素があることを示した。すなわち IPW には，多職種で取り組む「チームのタスク（課題）」と「明確な役割・目標」があり，多職種間の「相互依存」的関係性と「共有された責任」の中で仕事の「統合」が行われており，その根底には「共有されたチームのアイデンティティ」がある。さらにリーブスらは，これらの構成要素の濃淡や強弱は，現場のニーズに応じて柔軟に変化するというコンティンジェンシー（状況適合）・アプローチを採用した。つまり，IPW は現場の状況に応じてその形態が変化するものであり，「チームワーク」はすべてのコア要素を含み，タスクの緊急性が高く予測不可能で複雑なものであり，一方で「ネットワーキング」は，タスクは予測可能で緊急性は低く，コア要素は絶対的なものではないが，

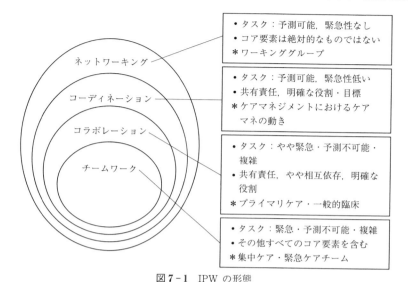

ネットワーキング
- タスク：予測可能，緊急性なし
- コア要素は絶対的なものではない
- ＊ワーキンググループ

コーディネーション
- タスク：予測可能，緊急性低い
- 共有責任，明確な役割・目標
- ＊ケアマネジメントにおけるケアマネの動き

コラボレーション
- タスク：やや緊急・予測不可能・複雑
- 共有責任，やや相互依存，明確な役割
- ＊プライマリケア・一般的臨床

チームワーク
- タスク：緊急・予測不可能・複雑
- その他すべてのコア要素を含む
- ＊集中ケア・緊急ケアチーム

図 7 - 1　IPW の形態

出所：Reeves, S. et al. (2010) *Interprofessional Teamwork for Health and Social Care*, Wiley-Blackwell, p. 44 より筆者翻訳。

緩やかな IPW の形態であるとしている（図 7 - 1）。

　このリーブスらのモデルは，IPW が動的であり，状況や構成メンバーによって変化するという実践現場の感覚に近い IPW の形態を示している点で有用である。医療ソーシャルワーカーの IPW は，このすべての IPW の形態を射程に入れていると考えられ，ネットワーキングで様々な人的コネクションをつくりながら，タスクの状況に応じ，あるときは救急チームの一員として集中的にタスクに取り組むことも求められる。

（3）IPE と VBP（価値に基づく実践）

　WHO の行動枠組みでも示されているように，有効な IPW を行っていくためには，IPE が重要な鍵となる。IPE とは，2 つ以上の専門職のメンバーが連携やケア・サービスの質を向上させるために，共に（with），お互いについて（about），お互いから（from）学び合うことであり[5]，専門職の卒前教育だけでなく，現任者の教育の両方を含むものである[6]。

　ここでは，IPW と IPE に関連する最新のトピックとして VBP（Value-Based Practice：価値に基づく実践）の考え方を紹介する。[7]

　VBP とは，エビデンスに基づく実践（Evidence-Based Practice：EBP）の過程において，バランスの取れた意思決定をサポートする専門職のスキルであり，特に対象者のニーズ，要望，優先順位などの価値が複雑で対立しているときに重要となる。[8]一方で EBP とは，一般的に医療における患者の意思決定において，最良のエビデンス（科学的根拠）と患者・家族の意向を統合することによって，最善の実践を提供するという考え方である。しかし医療の中での EBP は，どうしても医療職と患者とのパワーバランスが医療者側に偏重しやすい。そのために登場したのが VBP の考え方であり，患者・家族を中心としたバランスのとれた意思決定を行っていくためには，各専門職が自身の知識やスキルを駆使した IPW が必要不可欠である。

　VBP において医療ソーシャルワーカーは，医療職とは異なる価値・知識・スキルの体系を身につけており，特に患者・家族の意向を重視した意思決定において，代弁者となりながら患者・家族を支援するという重要な役割を担っている。VBP において IPW は必須であり，そのためには IPE による知識やスキルを身につけることが必要となる。

　日本でもすでに複数の大学等で IPE が取り組まれており，また現任者教育でも介護支援専門員の更新研修において IPW に関する研修時間が設けられるなど，徐々にその広がりをみせており，今後の発展が期待される。

2　地域連携パスにおける IPW

　先に述べたように，日本の保健医療サービスの提供において，IPW は行われて当然となっている。ここではクリティカルパスと地域連携パスを取り上げて，医療機関における IPW の取り組みについて紹介する。

（1）クリティカルパスと地域連携パス

　クリティカルパスとは，1980年代のアメリカにおいて，医療の効率化と在院

日数の短縮を目的として医療機関に取り入れられてきたものである。それは，入院中の検査・処置・指導・看護・リハビリテーション・食事など，主に疾患別に作成される入院から退院までの標準的な入院診療計画書であり，クリニカルパスとも呼ばれている。

　日本の医療機関でも1990年代に取り入れられ，当初は「院内クリティカルパス」として活用されてきた。しかしその後の2006（平成18）年の診療報酬改定では，大腿骨頸部骨折の入院加療に対して「地域連携診療計画管理用・地域連携診療計画退院時指導料」が導入され，2008（平成20）年の医療計画（各都道府県が5年ごとに作成する医療提供体制の基本計画）作成指針では，地域に拡張した「地域連携パス」作成の必要性が提示された。当初の地域連携パスは，急性期病院と回復期リハビリテーション病院の「病病連携パス」であったが，その後は病院と診療所をつなぐ「病診連携パス」，最近では医療と介護をつなぐ「在宅連携パス」が作成されるようになっている。このように地域連携パスは，院内の退院支援での活用にとどまらず，後述する地域包括ケアの枠組みの中で在宅や介護保険施設などの地域機関との連携や，院内の医療専門職と地域の介護支援専門員や介護・福祉職とのIPWを含めた幅広く長期的な視点で活用していくことが望まれる。

　しかし地域連携パスの活用においては，病院の医療職と地域の介護・福祉職の間で様々なギャップが生じることもある。たとえば病院の医療職は，疾病の治療や身体状況の管理を優先し，在宅や地域の生活・介護状況はよく知らない傾向があり，一方で介護・福祉職は病院での治療や医療処置には疎く目前の日常生活上のケアを優先する傾向がある。医療ソーシャルワーカーは，双方の立場から両者に生じたギャップを埋めることができる職種であり，そのため地域連携パスの要として活躍することが求められる。

　また地域連携パスは，院内クリティカルパスの考え方を踏襲していることから「アウトカム（結果）指向」であり，まずは患者（利用者）の達成目標の設定を行い，時間軸を設定してアウトカムの向上を図るように計画されることが特徴である。ここで忘れてはならないのがVBPの考え方である。地域連携パスも，ともすればEBPと同じように医療職主導で進められがちである。しかし

地域連携パスの推進において大事なのは，患者・家族の価値や意向であり，医療ソーシャルワーカーは，バランスのとれた意思決定ができるよう，長期的な視点をもってサポートしていくことが求められる。

（2）地域連携パスの例——認知症ケアパス

　地域連携パスは，これまで大腿骨頸部骨折，脳卒中，がん，糖尿病など，急性期病院での治療を要し，その後も継続的に医療や介護が必要となる疾患を中心に作成されてきた。しかし近年では，精神科疾患や認知症の地域連携パスも作成されるようになっている。

　日本の人口高齢化は今後もさらに進み，2025年には高齢化率が30％を超え，認知症をもつ高齢者（以下，認知症高齢者）が約700万人となるとされている。そのため2012（平成24）年には「認知症施策5か年戦略（オレンジプラン）」，2015（平成27）年には「認知症施策推進総合戦略（新オレンジプラン）」，さらに2019（令和元）年には，「認知施設策推進大綱」が策定され，その中で医療・介護等の有機的な連携推進に向けた認知症ケアパスの積極的な活用が推奨されるようになった。

　認知症ケアパスの特徴は，ほかの地域連携パスの多くが急性期病院への入院と治療を皮切りに始まるのに対して，地域での認知症者の発見と受療支援がスタートとなる場合が多い点である。地域で認知症の疑いの人がいる場合，家族や民生児童委員，かかりつけ医などから「もの忘れ外来」などの専門医療機関や，地域包括支援センター・認知症疾患医療センターにつなげられ，そこに配置されている認知症初期集中支援チームによる支援が行われる。認知症初期集中支援チームは，複数の医療・福祉職による早期のアセスメントと集中的支援を行うことを目的としており，まさしく IPW の実効性が求められるものである。

　また認知症の進行過程の中では，周辺症状としての行動・心理症状（Behavioral Psychological Symptom of Dementia：BPSD），たとえば徘徊・妄想・睡眠障害などが急性に悪化することがあり，そのような場合には認知症疾患治療・診療病院（病棟）への入院による症状緩和が図られる。一方で，認知症以外の身

体疾患や，転倒による骨折等によって急性期病院への入院が必要となることもある。しかし急性期病院における認知症者への医療やケアは十分とはいえず，そのことを背景に2016（平成28）年度の診療報酬改定では適切な医療対策のために「身体疾患を有する認知症患者のケアに関する評価」，いわゆる「認知症ケア加算」が算定されることになった。医療ソーシャルワーカーは，認知症ケア加算1の要件として求められる多職種認知症対策チームの一員として，特に退院支援における活動が期待されている。

　ここでは認知症ケアパスを取り上げて，病院と地域とのつながりの一部をみてきた。特に高齢者の場合，認知症以外に複数の慢性疾患や加齢に伴う心身機能の低下（フレイル）を保持していることが多く，そのため病院内でケアが完結することは稀で，地域・在宅を含めた継続的な医療と介護が必要になる。このような状況について，サービス利用者の視点から考えると，病院は在宅での生活を継続するための一つの社会資源にすぎない。そのため地域完結型の医療機関という視点をもち，入院前後の患者・家族の生活を常に考えつつVBPの考え方を基盤としながら支援をしていくことが求められる。

3　地域連携とソーシャルワーク

　前節で紹介したクリティカルパスは，医療機関内での専門職同士の連携を有効にするために用いられてきたものである。それをもとにして発展した地域連携パスも，疾病を介して医療だけでなく介護もカバーしようとしたものであった。しかし地域では様々な組織・機関や人々との幅広い連携が求められることになる。ここでは「地域包括ケアシステム」の考え方をもとに，地域での連携の取り組みと課題について述べてみたい。なお地域包括ケアシステムは，地域によって人口，高齢化率や社会資源の配置状況などでそれぞれ置かれている環境が違うことから，地域の実情に応じて設計され構築されていくことが求められている。

　厚生労働省は地域包括ケアシステムとして5つの構成要素，すなわち「住まい」「医療」「介護」「予防」「生活支援」を示している。これらの構成要素は独

立しているのではなく，相互に関わり合っているものである。つまり地域包括ケアシステムでは，それぞれの構成要素を有機的につなげながら運用していくためのIPW，しかも地域の非専門職も含めた連携を行っていくことが大前提となっている。

　そこで重要となってくるのが「地域ケア会議」である。この会議では，地域での様々なニーズが把握され，既存の社会資源を有効に活用していく対策が検討されるだけでなく，必要に応じて新たな社会資源の発掘や開発も重要な役割となっている。地域ケア会議には，医療専門職のみならず，地域の様々な機関，たとえば自治体の福祉事務所，社会福祉協議会といった組織の代表者が参加しており，民生委員やNPOの代表など非専門職も含まれる。すなわち，専門職中心のIPWよりもさらに幅広いメンバー間での連携が求められるが，一方でこのことはIPWの実施が難しくなることにもつながる。

　その際に求められるのは先述したVBPの考え方であり，サービス利用者の価値や意向を中心として各参加者間のギャップを埋めていく努力である。つまり利用者の自己決定（意思決定）支援や権利擁護が大きな意味をもつことになる。こうした課題は，ソーシャルワークが歴史的に率先して対応してきた得意分野であり，そうした意味で地域版VBPの中でソーシャルワーカーの果たす役割は大きい。

　地域包括ケアにおいては，VBPの考え方を基盤としてIPWによる支援が積み重ねられているが，このミクロ的支援をマクロの地域包括ケアシステムに反映させる役割を担っているのが地域ケア会議とも考えられる。その重要性を認識したうえで，積極的に活用していく姿勢がソーシャルワーカーに求められるだろう。

注
(1)　松岡千代（2011）「『健康転換』概念からみた高齢者ケアにおける多職種連携の必要性」『老年社会科学』33(1)，93～99頁。
(2)　日本学術会議臨床医学委員会老化分科会（2014）「提言　超高齢社会のフロントランナー日本——これからの日本の医学・医療のあり方」（http://www.scj.go.jp/

ja/info/kohyo/pdf/kohyo-22-t197-7.pdf　2016年10月10日閲覧)。

(3)　WHO (2010) Framework for action on interprofessional education and collabo-rative practice (https://apps.who.int/iris/rest/bitstreams/66399/retrieve　2021年12月10日閲覧).

(4)　Reeves, S. et al. (2010) *Interprofessional Teamwork for Health and Social Care*, Wiley-Blackwell, pp. 39-56.

(5)　CAIPE Statement of Purpose 2016 (https://www.caipe.org/resourse/CAIPE-Statement-of-Purpose-2016.pdf　2021年12月10日閲覧).

(6)　(3)と同じ。

(7)　The Collaborating Centre for Values-Based Practice in Health and Social Care (http://valuesbasedpractice.org/　2021年12月10日閲覧).

(8)　(7)と同じ。

(9)　武藤正樹 (2014)「地域連携クリティカルパスと医療計画」高橋紘士・武藤正樹編『地域連携論——医療・看護・介護・福祉の協働と包括的支援』オーム社，49〜58頁。

(10)　厚生労働省 (2019)「認知症施策大綱（本文）」(http://www.mhlw.go.jp/stf/sei-sakunitsuite/bunya/0000076236_00002.html　2021年12月10日閲覧)。

(11)　厚生労働省 (2020)「令和 2 年診療報酬」。

学習課題

①　医療施設において IPW をする職種とその職種の専門性について調べてみよう。
②　地域連携パスについて調べ，医療施設と地域との連携の実際の流れを知ろう。

コラム　医療と社会福祉の専門職文化の違いを越えて

　医療現場，特に病院の中での社会福祉職といえば，その代表は社会福祉士資格を基盤とした MSW であろう。MSW はその養成課程の段階から，社会福祉の文化に馴染んできた。それゆえ新人 MSW の方々は，まずは医療の文化に慣れることに一苦労するのではないだろうか。たとえば，私見であるが，医療の専門用語や隠語が飛び交い何を言っているかわからない，意思決定のスピードが早く援助の成果を早急に求めることについていけていない，明確で断定的なコミュニケーションが多く威圧感を感じる等などである。

　どのような専門職であっても養成課程を通して二次的な社会化を受ける。つまり3～6年間の基礎教育の中で，それぞれの専門的な知識・技術・態度・価値を学び，各々の専門職文化を身につけていくことになる。この専門職がもつ文化の違いは，IPW における専門職間の対立や葛藤の根源になることが多い。しかし一方で，専門性の違いがあるからこそ，複雑で複合的なクライエントの課題に対応することができるのであって，まさしくその点にこそ IPW の必要性がある。IPW にとって，専門職文化とは「諸刃の剣」である。

　病院という医療職がメインの現場において，MSW は患者・家族の社会生活の全体性を捉え，自らの力を発揮することを信じて伴走しながら，長期的な視点をもって意思決定していく存在としてとても重要である。しかし，医療職（特に看護職）もまた，患者・家族の全体性や生活を重視し，寄り添いながら，共同意思決定（SDM：shared decision making）の支援をしているのである。

　同じような言葉や用語を使いつつも，実は人や生活の捉え方や視点・観点，支援・援助において何を重視するのか，支援・援助の期間等，専門職の価値に関連する根本的な考え方やアプローチに相違が存在している。これらの相違の壁は，医療職間よりも，医療職と社会福祉職間において高く，相互にとってわかりにくい。専門職文化の壁を越え，IPW の真価を発揮していくためには，相手の言動の意図を積極的に知るとともに，自分の言動の背景にある価値や考えを言語化して，他者にも見えるように伝えていくことが欠かせない。その気づきを得て，専門職は真の IPW 実装者となっていくのだろう。

第 8 章

地域医療連携

　地域医療連携とは，診療所と病院などの医療機関同士が連携し，地域完結型医療を実現する取り組みである。連携の前提として医療機関の機能分化が進められていることは，医療法の変遷にも示されている。また高齢化の進展に対応する適切な医療提供体制構築を目指して，都道府県は医療計画に地域医療構想を加えることになった。地域医療連携を進める具体的手段の一つとして，地域の多機関・多職種が連携し患者に切れ目ない医療を提供する「地域連携クリティカルパス」がある。地域包括ケアシステム，そして地域共生社会を実現するためには，在宅医療及びかかりつけ医の役割が重要となるが，何より重要なのは，国民一人ひとりの医療に対する意識である。

1　日本の医療保障における地域医療連携

　日本の医療制度は，国民皆保険，フリーアクセス，現物給付という 3 つの特徴に基づき，いつでも・誰でも・どこでも・平等に医療を利用できる体制が確立されている。しかし21世紀以降の景気低迷等で医療保険制度の財政基盤がゆらぎ，医療保障を含めた社会保障全体のあり方が見直されている。医療従事者，医療施設，予算という限られた医療資源を適切に運用し，医療保険制度を含む医療サービスを持続するためには，多様化する国民の医療ニーズと地域の医療資源を適切につなぐことが必要となる。限られた医療資源を効果的・効率的に活用し患者を支援する手段が地域医療連携である。地域医療連携の例として，病院と診療所（かかりつけ医）が連携する「病診連携」，病院と病院が連携する

「病病連携」，在宅医療などで診療所と診療所とが連携する「診診連携」が挙げられるが，訪問看護ステーション，薬局などの医療施設との連携も含まれる。そして地域医療連携では，介護施設，福祉施設との連携も考慮せねばならない。

　こうした連携に支えられた医療は，一医療機関のみで完結する「医療機関完結型医療」から，地域の医療機関が連携して患者の治療を分担することで完結する「地域完結型医療」へ転換する。地域医療連携は，急性期から回復期，在宅療養に至るまでの医療機能を分化したうえで，各施設が持つ医療機能を活用して連携する。地域全体で必要な医療が切れ目なく提供される体制によって「地域完結型医療」が実現する。

2　地域医療連携の歴史的経緯

（1）医療法にみる地域医療連携

　医療機関の機能分化・連携について，1948（昭和23）年に制定された医療法の改正経緯から整理する。

　1985（昭和60）年の第1次医療法改正では都道府県医療計画制度が導入され，医療資源の地域偏在の是正と医療連携の推進を目指し，二次医療圏ごとに必要病床数（第4次医療法改正で基準病床数と改称）が設定された。1992（平成4）年の第2次医療法改正では，特定機能病院と療養型病床群が制度化され，医療施設の体系化が図られた。「主として長期にわたり療養を必要とする患者のために，人的・物的両面において長期療養にふさわしい療養環境を有する病床群」として療養型病床群が定められたことにより，医療に“療養”という概念が含まれることが明確化された。1997（平成9）年の第3次医療法改正では，療養型病床群制度を診療所へ拡大するとともに，新たに地域医療支援病院を創設した。地域医療支援病院は，地域のかかりつけ医等に対する支援として，紹介患者に対する医療機器や病床の共同利用をはじめ，救急医療の提供，医療従事者の研修等を行う。こうした機能を有していることに加えて，かかりつけ医等からの紹介率とかかりつけ医等への逆紹介率が一定以上であることも承認要件に含まれる。地域医療支援病院は「病診連携」の具体的方法の一例を示したもの

といえる。2000（平成12）年の第 4 次医療法改正では，一般病床と療養病床に
区分することで，病床の役割を明確に区分した。

　2007（平成19）年に施行された第 5 次医療法改正は，医療制度改革の一環と
して実施された。この改正によって医療連携に法的根拠が設けられたことにな
る。医療法第 1 章「総則」第 1 条に「病院又は診療所の管理者は，当該病院又
は診療所を退院する患者が引き続き療養を必要とする場合には，保健医療サー
ビス又は福祉サービスを提供する者との連携を図り，当該患者が適切な環境の
下で療養を継続することができるよう配慮しなければならない」という条文が
追加された。また第 2 章「医療に関する選択の支援等」第 1 節「医療に関する
情報の提供等」第 6 条には「入院診療計画書」の作成義務及び「退院時療養計
画書」の作成努力義務が明記された。入院診療計画書については「医師，歯科
医師，薬剤師，看護師その他の従業者の有する知見を十分に反映させるととも
に，当該書面に記載された内容に基づき，これらの者による有機的な連携の下
で入院中の医療が適切に提供されるよう努めなければならない」と明記された。
また退院時療養計画書については「当該患者の退院後の療養に必要な保健医療
サービス又は福祉サービスを提供する者との連携が図られるよう努めなければ
ならない」と明記された。入院に際しては，自医療機関内での多職種連携の重
要性を指摘し，退院に際しては，医療機関と様々な他機関との多機関・多職種
連携の重要性を指摘しているといえる。

　2015（平成27）年の第 7 次医療法改正では，地域医療連携推進法人が創設さ
れた。医療機関相互間の機能分担及び業務の連携を推進し，地域医療構想を達
成するための選択肢としての新たな法人制度である。複数の医療機関等が法人
に参画し，互いが競争ではなく“協調”することで，質の高い・効率的な医療
提供体制を構築するねらいがある。地域医療連携推進法人は，医療連携推進区
域（原則として地域医療構想区域内，地域医療構想区域については第 6 項参照）を定
め，区域内の病院等の連携推進の方針（＝医療連携推進方針）を決定する。非営
利で病院等の運営または地域包括ケアに関する事業を行う法人や，区域内の個
人開業医，医療従事者養成機関，関係自治体などの複数の法人が社員として参
画し，地域における医療機関間の機能分担や業務の連携を推進することを主た

る目的として活動する法人である。地域医療連携推進法人には介護事業等を実施する非営利法人も参加でき，医療と介護との連携も図りながら，地域包括ケアシステム（第4節参照）の構築及び地域医療構想（第3節参照）の達成に資する役割を果たす。

（2）高齢化の進展と地域医療連携

　地域連携が着目された背景の一つに，高齢化の進展に伴う医療費の増大が挙げられる。第1章で述べられた通り，日本の国民医療費は，ほぼ増加の一途をたどっている。もちろん医療費増大の原因は高齢化のみではない。医学や医療技術の進歩により，新しい診断法や治療法が次々と開発されて疾病の治癒に貢献していることも医療費増大の一因だと指摘されている。

　1963（昭和38）年に老人福祉法が制定され，特別養護老人ホーム及び軽費老人ホームが創設された。一方，1973（昭和48）年から国の施策として老人医療費支給制度が実施された。1970（昭和45）年から1975（昭和50）年までの5年間に，70歳以上の受療率は約1.8倍に増加し，医療現場からは「病院の待合室がサロン化した」などと指摘された。平均寿命の延伸によって介護サービスを必要とする高齢者も増加したが，こうした高齢者を受け入れる福祉施設が少なく，また家庭内の介護機能にも限界があった。社会福祉施設へ入所するよりも老人医療制度を利用して病院へ入院する方が費用負担が軽いなどの理由で入院する高齢者が増加した。医療的には入院は必要ないが，様々な要因によって入院を選択する，いわゆる「社会的入院」である。高齢者の需要に応じるために病床は急激に増加し，老人医療費制度は社会的入院を助長しているとも指摘された。

　高齢者に対して医療と福祉が連携した総合的なサービスを提供する施設として，1986（昭和61）年に「老人保健施設」が創設された。老人保健施設は医療ケアと日常生活サービスを提供するための施設であり，医療と介護の"中間施設"，そして施設と自宅の"中間施設"となった。

　2000（平成12）年4月，介護保険法が施行された。介護療養型医療施設に関する給付など，従来国民医療費の対象となっていた費用のうち，介護保険の費用に移行したものがあり，この年の国民医療費は前年度より1.8％マイナスと

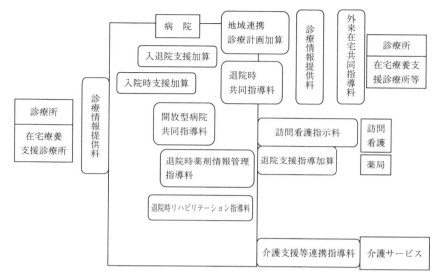

図8-1　地域連携に関わる診療報酬と介護報酬（抜粋）

出所：三輪恭子・鳥海和輝（2020）「在宅療養支援のための入退院支援・連携の考え方と評価」福井トシ
子・齋藤訓子編『診療報酬・介護報酬のしくみと考え方』日本看護協会出版会，172〜173頁及び2022
年度診療報酬改定を参考に筆者作成。

なった。しかし翌年以後は，再び増加傾向に転じている。

（3）診療報酬にみる地域医療連携

　診療報酬には，入院時，退院時に関わる診療報酬が設定されている。その一部を図8-1に示した。

（4）地域医療連携と医療制度改革

　地域医療連携の必要性は，医療制度改革案において繰り返し指摘されてきた。一例として，「21世紀初頭における医療供給体制について」（1996年11月13日，国民医療総合政策会議中間報告）では，改革の基本的方向として，①医療機関の体系化，②医療の充実（かかりつけ医機能の向上，急性期医療の充実，終末期医療のあり方），③医療提供体制の効率化（病床数の適正化）が示された。「安心と希望の医療確保ビジョン」（2008年6月）では，具体的な政策の三本柱の一つとして

「地域で支える医療の推進」が示された。「社会保障国民会議最終報告」(2008年11月4日)では，社会保障の機能強化のための改革の一つとして医療・介護・福祉サービスの改革を挙げ，病床機能の効率化・高度化，地域における医療機能のネットワーク化，医療・介護を通じた専門職種間の機能・役割分担の見直しと協働体制の構築などの必要性を示した。

(5) 地域医療連携と医療計画

2006 (平成18) 年の医療法改正によって，都道府県は，5疾病 (がん，脳卒中，心筋梗塞等の心血管疾患，糖尿病，精神疾患)・5事業 (救急医療，災害時における医療，へき地の医療，周産期医療，小児医療) に関する医療連携体制について，必要な医療機能 (目標，求められる体制等) と医療を提供する機関・施設の具体的名称を記載し，住民にわかりやすく公表することとなった。

(6) 地域医療構想

2014 (平成26) 年の医療法改正により，都道府県は医療計画の一部として地域医療構想を策定することとなった。2015 (平成27) 年に厚生労働省がまとめた「地域医療構想策定ガイドライン」に沿って，2016 (平成28) 年度末には全都道府県で「地域医療構想」が策定された。地域医療構想は，二次医療圏を原則とした「構想区域」ごとに，2025年の医療需要及び必要病床量を推定して定める。その際，①高度急性期，②急性期，③回復期，④慢性期の4機能ごとに推計し，また在宅医療等についても構想区域ごとに推計する。構想区域ごとに，医療関係者，医療保険者その他の関係者とで構成される地域医療構想調整会議を設け，地域医療構想を実現するために必要な協議を行う。

3　地域医療における連携

(1) 地域連携クリティカルパス

地域連携クリティカルパスは，地域の医療機関等が各患者について共有する，施設間を超えて一貫した診療計画であり，施設間の情報共有手段ともいえる。

施設名	急性期病院	リハビリ病院	在宅医療 （通院・往診）	在宅サービス
入院日	入院年月日		初診日	
目　標	治療目標		・在宅医療で提供 される内容とと もに在宅での留 意事項について も説明 ・在宅福祉サービ スとも連携	
検　査	どのような検査をするか，検査の準備			
治　療	手術，リハビリテーション			
安静度	排泄や入浴も含め，病院内外をどの程度動けるか			
食　事	食事の内容（カロリー，治療食），形態			
説　明	治療内容，入院期間（予定）の説明 退院に関する説明			
相　談	相談窓口		介護支援専門員の 場合もある	
退院日 主治医	日付 署名			

院内クリティカルパス　院内クリティカルパス

各医療機関で共有する地域連携クリティカルパス

図 8 - 2　地域連携クリティカルパスのイメージ

出所：中央社会保険医療協議会診療報酬基本問題小委員会（第105回）資料「地域連携クリティカル
パスとは」（https://www.mhlw.go.jp/shingi/2007/10/dl/s1031-5e.pdf　2022年 7 月20日閲覧）を
参考に筆者作成。

診療にあたる複数の医療機関が，施設ごとに診療内容や最終ゴールを明示し患者に提示・説明することで，患者は安心して医療を受けられる。また医療機関・施設設備・診療機能等の情報及び疾病に関する最新の知識・診療技術などの情報を施設間で共有することで，地域医療連携は，「線で結ぶ連携」から「面で支える連携」へと進化し，発症から急性期，回復期を経て在宅へと，患者の様態に応じた医療が切れ目なく提供される。2007（平成19）年 7 月20日付け医政局長通知によって，地域連携クリティカルパスは，医療計画のうち「医療を提供する体制の確保に関し必要な事項」の中の「医療提供施設の情報システムの普及状況と取組」に記載される項目の一つとなった。また診療報酬では，2006（平成18）年に大腿骨頸部骨折，2008（平成20）年に脳卒中，2010（平成22）年にはがんを対象とした地域連携クリティカルパスが評価されている。

（2）病診連携

　地域の開業医（かかりつけ医）がまず患者を診察し，より高度な検査や治療が必要だと判断した場合は，診療情報提供書を作成し適切な病院へ患者を紹介する。紹介を受けた病院は，かかりつけ医からの情報によって，既往歴や服薬状況，検査値などを把握し，適切な医療を提供できる。いわゆる「3時間待ちの3分診療」という事態が避けられ，患者の負担も医師の負担も軽減できる。外来医療の機能分化推進のために，1996（平成8）年の診療報酬において，紹介状なしで一定規模以上の病院を受診した患者に一定の自己負担を求める選定療養が導入された。2020（令和2）年度診療報酬改定では対象が拡大され，紹介状なしで特定機能病院や一般病床200床以上の地域医療支援病院を受診した際には，原則として5000円以上の定額負担を求めることになった。2022（令和4）年度診療報酬改定でも対象が拡大し負担額が引き上げられた。

　特定機能病院や地域医療支援病院にとって，初診患者に占める地域の他病院や診療所から紹介された患者の割合である紹介率と，自医療機関から他病院または診療所に紹介した者の割合である逆紹介率は，地域の医療機関との連携を測る指標となる。

（3）病病連携

　医療法施行規則第30条の33の2では，病床の機能の区分と定義を以下の通り規定している。高度急性期機能は，診療所や他病院から紹介された急性期の患者に対し，状態の早期安定化に向けて診療密度が特に高い医療を提供する機能，急性期機能は，急性期の患者に対し，状態の早期安定化に向けて医療を提供する機能，回復期機能は，急性期を経過した患者へ在宅復帰に向けた医療やリハビリテーションを提供する機能，慢性期機能は，長期にわたり療養が必要な患者を入院させる機能である。各病院で異なる機能を活用して病院同士が連携する病病連携によって，患者の状態に応じた適切な病院で入院治療が行われることになる。

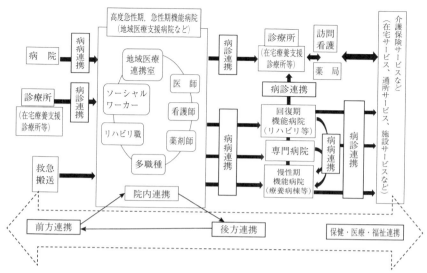

図 8-3　地域医療連携と保健・医療・福祉連携

出所：田城孝雄（2015）「病院と診療所の連携」岡田晋吾・田城孝雄専門編集『地域医療連携・多職種連携』中山書店, 10頁を参考に筆者作成。

（4）医療機関と連携する機関

①　薬剤師

　医薬分業施策により，薬局は医療機関の発行する処方に基づく調剤や服薬指導を行うようになり，かかりつけ薬局，かかりつけ薬剤師の役割は，在宅医療でも期待されている。薬剤師は医師の指示に基づき，薬歴管理，服薬指導，服薬支援，薬剤服用状況，薬剤保管状況，残薬の有無の確認などの薬学的管理指導を行う。服薬に関する情報を医療機関と共有することで，複数の医療機関から薬を処方されることで副作用などが生じる多剤服用への対策も実施できる。

②　歯科医師，歯科衛生士

　長期臥床状態が，摂食嚥下機能の低下，認知能力の低下，発動性の低下の原因となること，口腔ケアが誤嚥性肺炎の予防につながることなど，口腔と全身状態が関連していることが指摘されている。訪問歯科診療では歯科医師や歯科衛生士による治療や口腔ケアが実施されるが，在宅療養患者だけでなく他医療機関入院中の患者に対する訪問歯科診療も実施されている。こうした医科歯科

連携は患者の健康を維持するために重要である。

　③　地域医療連携と保健・医療・福祉連携

　地域医療連携は医療機関同士の連携であるが，在宅医療を提供する介護保険サービス事業所をはじめ，介護保険施設，ケアマネジャーとの連携も必要である。そして地域で生活する患者を支える福祉サービスや，地域住民の健康を保持する保健師など，様々な職種との連携が求められる。地域医療連携は，地域における保健・医療・福祉連携へと拡がり，住民の健康を保持するネットワークを構築する。図8-3に地域医療連携と保健・医療・福祉連携の全体像を示した。

4　地域医療連携における在宅医療

（1）地域包括ケアシステムと在宅医療

　地域包括ケアは第9章で詳しく述べられている通り，「可能な限り住み慣れた地域で，自分らしい暮らしを人生の最期まで続けることができる」システム構築を目指している。"最期"という言葉から，人生の最終段階までを住み慣れた地域で過ごすことを想定していることがわかる。

　そして，この地域包括ケアを深化させた「地域共生社会」の構築が求められている。地域包括ケアが高齢者に焦点化した地域システムであったのに対し「地域共生社会」は，「人と人，人と資源が世代や分野を超えてつながることで，住民一人ひとりの暮らしと生きがい，地域をともに創っていく社会」としている。

　医療機関は，医療を提供する場であると同時に，地域の重要な社会資源として他分野と積極的に連携し，新たな地域づくりに貢献することが求められている。たとえば「2040年を展望した社会保障・働き方改革本部」（本部長：厚生労働大臣）が示した「健康寿命延伸プラン」（2019年5月29日）では，①次世代を含めたすべての人の健やかな生活習慣形成等，②疾病予防・重症化予防，③介護予防・フレイル対策，認知症予防の3分野を中心に取り組みを推進している。すべての地域住民の健康づくりのために，食生活や運動などの生活習慣を含む

生活環境を見直したり，健診・検診の受診率を上げるための医療を超えた連携が求められる。

　地域包括ケアシステム構築のためには，訪問診療，訪問看護だけでなく，多職種・多機関による在宅医療提供体制をそれぞれの地域で整備することが必要となる。2014（平成26）年に「地域における医療及び介護の総合的な確保の促進に関する法律」（医療介護総合確保法）が制定され，都道府県が作成する医療計画に，在宅医療に係る医療連携体制等に関する事項の目標等を記載するとともに，都道府県や市町村において地域医療介護総合確保基金を活用し，在宅医療の推進を図ることが示された。

（2）地域医療におけるかかりつけ医機能

　地域包括ケアでは，「かかりつけ医」を「なんでも相談できる上，最新の医療情報を熟知して，必要なときには専門医，専門医療機関を紹介でき，身近で頼りになる地域医療，保健，福祉を担う総合的な能力を有する医師」と定義している。そしてかかりつけ医機能として，①患者の生活背景を把握し，自己の専門性を超えている場合には，地域の医師，医療機関等と協力して解決策を提供する，②診療時間外も患者にとって最善の医療が継続されるよう，地域の医師，医療機関等と協力して患者に対応できる体制を構築する，③地域住民との信頼関係を構築し，地域における医療を取り巻く社会的活動，行政活動に積極的に参加し保健・介護・福祉関係者と連携するとともに，在宅医療を推進する，④患者や家族に対して医療に関する適切な情報をわかりやすく提供する，という4点を挙げている（「医療供給体制のあり方」2013年8月8日，日本医師会・四病院団体協議会）。かかりつけ医師は，地域住民と信頼関係を構築し，医療・保健・介護・福祉関係者と連携し，地域住民の健康を維持する役割を担うことが期待されている。こうしたかかりつけ医が医療機関と情報共有・連携する手段の一つとして，診療報酬上では「診療情報提供書」が評価されている。かかりつけ医には，患者の急変など緊急時だけでなく，治療と仕事の両立支援に関わる産業医や医療的ケア児に関わる学校医との連携も求められている。

（3）在宅医療を支える医療機関

　患者が安心して療養生活を続けるためには，かかりつけ医や訪問看護による定期的見守りと，緊急時の迅速な入院体制の両方が必要である。2006（平成18）年度の診療報酬改定で，在宅療養支援診療所及び在宅療養支援病院が創設された。在宅療養支援診療所は，24時間の往診や訪問看護が可能なこと，緊急時には連携する保険医療機関で入院できることなどが施設基準となっている。在宅療養支援病院は，200床未満（2020年度診療報酬改定により280床未満に拡大）または4km以内に診療所がないこと等が施設基準である。2012（平成24）年度の診療報酬改定では，緊急往診や看取り等について一定以上の実績がある診療所に対して，機能強化型在宅療養支援診療所として診療報酬を設定した。機能強化型在宅支援診療所は，他診療所と連携することで要件を満たす場合にも算定が認められており，診診連携による在宅医療が診療報酬上に位置づけられたといえる。2014（平成26）年度の診療報酬改定では，かかりつけ医師を通じてあらかじめ申し出のあった患者を事前登録しておき，緊急時の入院に対応する在宅療養後方支援病院に対する診療報酬が新設された。2016（平成28）年度の診療報酬改定では在宅療養専門の診療所について診療報酬が新設された。

（4）在宅医療を支える訪問看護ステーション

　訪問看護は，病院・診療所もしくは訪問看護ステーションによって実施される。訪問看護ステーションは，患者のかかりつけ医の指示に基づきサービスを提供する。訪問看護で提供できるサービスには，バイタルチェックなどの全身状態の観察，点滴やカテーテル管理などの医療処置，在宅酸素，人工呼吸器などの医療機器管理，リハビリテーションなどが含まれる。医療保険では，診療報酬に「訪問看護管理療養費」として円を単位として設定されている。40歳未満で介護保険対象外の患者や40歳以上で厚生労働大臣が指定した疾病に罹患した患者，小児患者など，様々な患者に対応している。2014（平成26）年度の診療報酬改定では，一定数以上の常勤看護職員を配置し，看取りや重症度の高い患者を受け入れている等の要件を満たした訪問看護ステーションを機能強化型訪問看護ステーションとして新設した。

5　地域医療と地域住民をつなぐソーシャルワーカー

　本章では，地域医療連携について，様々な角度から述べてきたが，連携を支えているのは，人と人とのつながりである。それぞれの施設・機関に所属する専門職が互いの専門性を理解し，自らの役割を責任をもって果たすことが基本となる。たとえば医療と介護の連携を促進する具体的手段である地域連携パスは，各専門職の位置をそれぞれが自覚し実践することで実効性のあるものとなる。

　そして何より大切なのは，国民一人ひとりの医療に対する意識である。医療法第 6 条には「国民は，良質かつ適切な医療の効率的な提供に資するよう，医療提供施設相互間の機能の分担及び業務の連携の重要性についての理解を深め，医療提供施設の機能に応じ，医療に関する選択を適切に行い，医療を適切に受けるよう努めなければならない」と示されている。医療は専門性の高い分野であるが，国民の誰にとっても身近で必ず利用するサービスである。そのため医療には，患者の主体的参加が求められている。第 4 章で述べられたインフォームド・コンセントや ACP（Advance Care Planning：アドバンス・ケア・プランニング＝人生会議）は，医療への患者の主体的参加を支援する手段といえる。患者・家族には，疾病が生活に与える影響に加えて，疾病とともに生きる患者と家族を取り巻く医療環境について理解したうえで，自らの医療に参画することが求められる。

　医療保険制度をはじめとする保健医療に関わる制度は，国民一人ひとりの生命をまもり生活の質を保障するものであり，将来へと引き継がれていかねばならない。医療を利用する側こそが医療を取り巻く状況について理解することを求められる時代において，患者と様々な社会資源をつなぐ専門職としての医療ソーシャルワーカー（社会福祉士）の役割は，ますます重要となる。切れ目のない連携を実現するだけでなく，その連携が患者にとってどのような意味をもつのかを患者自身が理解したうえで患者自身が決定し，行動できるような働きかけが求められる。

参考文献

岡崎仁昭・松本正俊責任編集（2019）『地域医療学入門』診断と治療社。

岡田晋吾・田城孝雄専門編集（2015）『地域医療連携・多職種連携』中山書店。

濃沼信夫（2011）『クリニカルパス／地域医療連携──医療資源の有効活用による医療の質向上と効率化』日本医療企画。

厚生労働省（2007）中央社会保険医療協議会診療報酬基本問題小委員会（第105回）資料「地域医療について」。

厚生労働省編（2007）『平成19年版厚生労働白書』。

厚生労働省（2008）医療評価委員会（第3回）資料「地域医療連携を促進するための取組等」。

厚生労働省（2017）歯科医師の資質向上に関する検討会資料「医科歯科連携の取り組み」。

厚生労働省「我が事・丸ごと」地域共生社会実現本部（2017）「地域共生社会の実現に向けて（当面の改革工程）」。

厚生労働統計協会編（2020）『国民衛生の動向　2020/2021』。

小山珠美（2015）「口から食べるリハビリテーション」『日本静脈経腸栄養学会雑誌』30(5), 1113〜1118頁。

日本訪問看護財団ウェブサイト（https://www.jvnf.or.jp/homon/_1_4.html　2021年8月31日閲覧）。

日本薬剤師会ウェブサイト（https://www.nichiyaku.or.jp/recommend/care/index.html　2021年8月31日閲覧）。

浜田淳・齋藤信也編著（2014）『医療経済学・地域医療学』岡山大学出版会。

武藤正樹監修／東京都連携実務者協議会編（2009）『一歩進んだ医療連携実践Q＆A』じほう。

学習課題

① 自分の自宅近くにある医療機関について，機能や特徴を調べてみよう。

② 地域連携クリティカルパスがどのように実践されているか，インターネットなどで調べてみよう。

コラム　連携は何のため？

　医学が高度な知識・技術を要する専門分野であることは医師の養成課程からも明らかである。一方医療は，生まれた瞬間から誰もが利用する身近なサービスである。医学の進歩によって，人々は様々な疾患や障害とともに生きることが可能となった。入院や手術を伴う治療を続けながら就労することや，人工呼吸器を装着した患者が学校へ通ったり，娯楽を享受することは，"医学的"には可能となっている。こうした医学的に可能とされる事柄を実現するためには，患者・家族を支えるシステムが必要不可欠である。患者・家族を支えるシステムは，医療システムに限らない。保健・医療・福祉を中心に，就労，教育，司法，交通など生活に関連する分野を横断したシステム構築が求められる。地域包括ケアから地域共生社会へと深化している現在において重要なキーワードとなっている"連携"は，システムを動かす原動力といえる。

　連携は文字が意味する通り"連なってお互いに携わる"ことであり，目的を達成するための手段である。機関・組織が連携するためには，各組織に所属する人が連携することが必要であるが，連携する目的を関わる全員が共有しておかねば連携とはいえない。本章では法律や診療報酬，介護報酬等の視点から病診連携，病病連携について解説したが，関わる専門職一人ひとりが，患者・家族の望みを実現するために，専門職として何ができるのかを自覚し責任をもって役割を果たすことが連携の基盤といえる。

　疾病は，生活課題の大きな要因となる可能性が高く，新たな医療機関につながることで，今までとは異なる，もしくは今までは気づかれなかった新たな課題が生じる可能性もある。地域共生社会の実現に向けた専門職の関わりが求められる以前から，ソーシャルワーカーは困難に直面した人々に伴走し，一緒に課題の解決・軽減に取り組んできた。最初に述べたように，医療は誰にとっても身近なサービスでありながら，制度は複雑であり，たとえば転院して治療を継続せねばならないような事態は，多くの人にとってはじめて遭遇する事態である。ソーシャルワーカーは，医療サービスが適切に患者・家族とつながるように支援する。そのための手段が連携といえる。

第 9 章

地域包括ケアシステム

　ここまで，地域医療連携として病病連携や病診連携について学習してきた。この章では，医療間の連携からさらに視点を広げて，地域医療と地域包括ケアシステムとの連携について取り上げる。地域包括ケアシステムの理念・目的を押さえ，医療という枠を超えて保健・介護・福祉・住まい等について相互理解を基本としつつ，地域医療が地域包括ケアシステムとどのように連携していくのか，その方向性を確認していく。

1　地域包括ケアシステムの理解

（1）地域包括ケアシステムの背景

　総務省統計局のデータ[(1)]によると，日本の総人口は減少している一方，65歳以上の高齢者人口は2020（令和2）年9月時点で3617万人となり，前年に比べて30万人増加し，過去最高となっている。1985（昭和60）年に10％，2005（平成17）年に20％を超え，2019（令和元）年は28.4％となり，「超高齢社会」を突き進んでいるといえる。この割合は今後も上昇を続け，約800万人いる第1次ベビーブームに生まれた「団塊の世代」が後期高齢者となる2025年には高齢化率が30％になると推計される。さらに第2次ベビーブーム期（1971〜1974年）に生まれた世代が65歳以上となる2040年には，35.3％になると見込まれ，このような超高齢社会に対応するためには，地域にある社会資源が有機的に連携し，効率的かつ迅速にサービスを整える仕組みが必要となる。

　前述したような人口高齢化とそれに伴う諸課題を解決することを背景としな

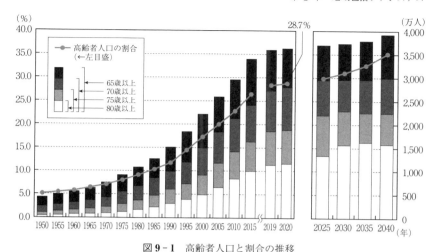

図 9-1　高齢者人口と割合の推移

出所：総務省統計局（2020）「統計トピックス No. 126　統計からみた我が国の高齢者——『敬老の日』にちなんで」。

がら，2000（平成12）年に開始された介護保険法が2005（平成17）年に法改正された際に「地域包括ケアシステム」という用語がはじめて使用された。このとき，地域住民の医療や介護等を含めた総合相談窓口である地域包括支援センターが創設されている。その後，2011（平成23）年の同法改正（2012年4月施行）にて，条文に「国及び地方公共団体は，被保険者が，可能な限り，住み慣れた地域でその有する能力に応じ自立した日常生活を営むことができるよう，保険給付に係る保健医療サービス及び福祉サービスに関する施策，要介護状態等となることの予防又は要介護状態等の軽減若しくは悪化の防止のための施策並びに地域における自立した日常生活の支援のための施策を，医療及び居住に関する施策との有機的な連携を図りつつ包括的に推進するよう努めなければならない」（第5条第3項）という地域包括ケアシステムの理念が明記された。

　さらに2014（平成26）年には，「地域における医療及び介護の総合的な確保を推進するための関係法律の整備等に関する法律」（医療介護総合確保推進法）が成立し，地域における創意工夫を生かしつつ，地域において効率的かつ質の高い医療提供体制を構築するとともに地域包括ケアシステムを構築することを通して，国民が生きがいをもって健康で安らかな生活を営むことができる地域社

会の形成を目指すこととし，医療と介護の連携や充実に関わる事業が再編・統合されることとなった。

　また，2015（平成27）年の介護保険法改正では，地域包括ケアシステムの構築に向けた在宅医療と介護の連携推進，地域ケア会議の推進，新しい「介護予防・日常生活支援総合事業」の創設など，システムづくりの機能強化が図られることとなった。

（2）地域包括ケアシステムの基盤となる考え方

　地域包括ケアシステムの全体像は図9-2のようになり，おおむね30分以内に必要なサービスが提供される「日常生活圏域（具体的には中学校区）」を単位としている。この全体像に示されるように，高齢者の生活を包括的に考えること，別の言い方をすれば「生活に必要となるものがすべて連続し，つながっている」と考えることが重要である。高齢者の生活は一つの領域だけで満たされるものではない。たとえば，訪問介護サービスを利用している高齢者は当然「利用者」としてのみ生活しているわけではない。サービス提供を受けずに自宅で過ごしている時間や医療機関への受診，余暇活動など様々な時間を過ごしている。それぞれの場面で必要となるサービスを想像し，それらが円滑に提供されることが必要となる。

　また，2013（平成25）年の地域包括ケア研究会報告書では，地域包括ケアシステムの5つの構成要素について植木鉢をかたどった図式で表現されている。当初は図9-3の左側として描かれ，「本人・家族の選択と心構え」「すまいとすまい方」「生活支援・福祉サービス」という土台をもとに，3枚の葉で表現された医療・介護・保健といった専門職によるサービスが十分に機能して提供されることが表現されていた。その後，2015（平成27）年度に介護予防・日常生活総合支援事業が実施され，地域住民自らが介護予防や生活支援の担い手になることも想定されるようになったことに伴い，2016（平成28）年に構成要素の見直しが行われ，「本人の選択」を強調させたり，「介護予防」に関する表記を土となる部分へ変更させたりしている。

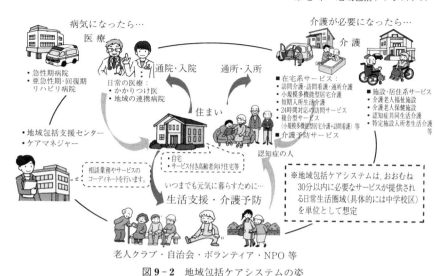

図 9 - 2　地域包括ケアシステムの姿

出所：厚生労働省「地域包括ケアシステム」（https://www.mhlw.go.jp/stf/seisakunitsuite/bunya/
　　　hukushi_kaigo/kaigo_koureisha/chiiki-houkatsu/　2021年 8 月25日閲覧）。

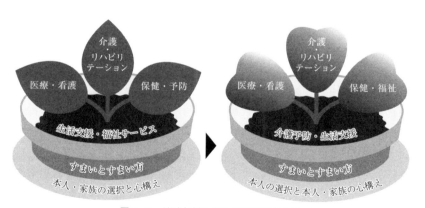

図 9 - 3　地域包括ケアシステムの植木鉢

出所：地域包括ケア研究会（2016）「地域包括ケアシステム構築に向けた制度及びサービスのあり方に
　　　関する研究事業報告書」（https://www.mhlw.go.jp/file/06-Seisakujouhou-12400000-Hokenkyoku/
　　　0000126435.pdf　2021年 8 月25日閲覧）。

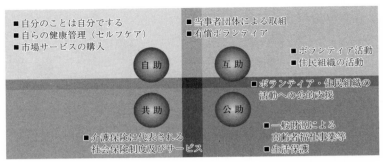

図9-4　地域包括ケアシステムを支える「自助・互助・共助・公助」
出所：地域包括ケア研究会（2016）「地域包括ケアシステム構築に向けた制度及びサービスのあり方に関する研究事業報告書」（https://www.mhlw.go.jp/file/06-Seisakujouhou-12400000-Hokenkyoku/0000126435.pdf　2021年8月25日閲覧）。

（3）地域包括ケアシステムを支える区分——自助・互助・共助・公助

　次に地域包括ケアシステムを支える担い手について，地域包括ケア研究会が区分した「自助・互助・共助・公助」をもとに整理していく（図9-4）。まず，「自助」は自身の力で生活を支えることであり，自ら必要となる諸サービスを購入する，要介護状態にならないための介護予防教室へ参加する，健康維持のために健診を受ける，病気になったときには速やかに医療機関を受診するといった自発的な動きが期待されている。「互助」は，家族や地域といった本人を取り巻く周囲との支え合いを指し，有償サービスによる費用負担を前提としているわけではなく，自発的な支え合いであり，住民同士の助け合い，自治会のような地縁組織の活動，ボランティアグループによる生活支援などが想定される。「共助」は，医療保険・介護保険など制度化された相互扶助のことを指し，医療，年金，介護保険，社会保険制度など被保険者による相互の負担で成り立つものである。そして，「公助」は自助・互助・共助では対応が困難なものに対して，最終的に必要な生活保障を行う社会福祉制度を指す。公費を財源とした生活保護や福祉サービスなどが該当する。地域包括ケア研究会では，65〜69歳の要介護認定率の低さから，高齢者自身による積極的な社会参加（自助）や地域における支え合い（互助）の潜在力に注目している。これらの4つの区分は，特定の区分のみに解決することを期待するものではないし，地域性

によっても強みや弱みといった特色があるため，それぞれの地域の実情におい
てバランスのとれた体制構築が求められている。

2　地域医療とケアシステムの連携

（1）医療と介護が連携・協働する視点と事業

　医療介護総合確保推進法では，「厚生労働大臣は，地域において効率的かつ
質の高い医療提供体制を構築するとともに地域包括ケアシステムを構築するこ
とを通じ，地域における医療及び介護を総合的に確保するための基本的な方針
（以下「総合確保方針」という。）を定めなければならない」（第3条）としている。
これを受けて，都道府県も地域における医療・介護の総合的な確保のための事
業の実施に関する計画（都道府県計画）を定めることになる。この計画におい
て「医療介護総合確保区域（地理的条件，人口，交通事情その他の社会的条件，医
療機関の施設及び設備並びに公的介護施設等及び特定民間施設の整備の状況その他の条
件からみて医療及び介護の総合的な確保の促進を図るべき区域）」を設定し，必要な
事業を実施することが求められている。また，市町村も同様に，市町村計画を
作成することが求められ，日常生活圏域における在宅医療を提供することと
なっている。

　行政計画の策定を押さえたうえで，介護保険の地域支援事業である「在宅医
療・介護連携推進事業」に焦点を当ててみよう。この事業は市町村が主体と
なって各市区町村などと連携しながら，取り組むものである。これまでは8つ
の事業項目を挙げていたが，2020（令和2）年にPDCAサイクルに沿った取り
組みを実施しやすくすること，地域の実情に合わせて柔軟に実施することがで
きるように見直しが行われている（図9-5）。具体的には，地域の医療機関，
介護事業所の機能等を情報収集，情報を整理しリストやマップ等必要な媒体を
選択して共有・活用，将来の人口動態，地域特性に応じたニーズの推計，コー
ディネーターの配置等による相談窓口の設置，地域住民等に対する講演会やシ
ンポジウムの開催，在宅での看取りや入退院時等に活用できるような情報共有
ツールの作成・活用，地域ケア会議を含めた多職種の協働・連携に関する研修

8つの事業項目の見直しイメージ（介護保険法施行規則改正イメージ）

①地域の医療介護連携の実態把握，課題の検討，課題に応じた施策立案

（ア）地域の医療・介護の資源の把握
- ■地域の医療機関，介護事業所の機能等を情報収集
- ■情報を整理しリストやマップ等必要な媒体を選択して共有・活用

（イ）在宅医療・介護連携の課題の抽出と対応策の検討
- ■地域の医療・介護関係者等が参画する会議を開催し，在宅医療・介護連携の現状を把握・共有し，課題の抽出，対応策を検討

②地域の関係者との関係構築・人材育成

（カ）医療・介護関係者の研修
- ■地域の医療・介護関係者がグループ等を通じ，多職種連携の実際を習得
- ■介護職を対象とした医療関連の研修会を開催 等

③（ア）（イ）に基づいた取組の実施

（ウ）切れ目のない在宅医療と在宅介護の提供体制の構築推進
- ■地域の医療・介護関係者の協力を得て，在宅医療・介護サービスの提供体制の構築を推進

（エ）医療・介護関係者の情報共有の支援
- ■情報共有シート，地域連携パス等の活用により，医療・介護関係者の情報共有を支援
- ■在宅での看取り，急変時の情報共有にも活用

（オ）在宅医療・介護関係者に関する相談支援
- ■医療・介護関係者の連携を支援するコーディネーターの配置による，在宅医療・介護連携に関する相談窓口の設置・運営により，連携の取組を支援

（キ）地域住民への普及啓発
- ■地域住民を対象にしたシンポジウム等の開催
- ■パンフレット，チラシ，区報，HP等を活用した，在宅医療・介護サービスに関する普及啓発
- ■在宅での看取りについての講演会の開催等

（ク）在宅医療・介護連携に関する関係市区町村の連携
- ■同一の二次医療圏内にある市区町村や隣接する市区町村等が連携して，広域連携が必要な事項について検討

事業全体の目的を明確化しつつPDCAサイクルに沿った取組を実施しやすくする観点，地域の実情に応じてより柔軟な運用を可能にする観点からの見直し

地域のめざす理想像
- ・切れ目のない在宅医療と在宅介護の提供体制の構築

①現状分析・課題抽出・施策立案

（ア）地域の医療・介護の資源の把握
- ■地域の医療機関，介護事業所の機能等を情報収集
- ■情報を整理しリストやマップ等必要な媒体を選択して共有・活用

（イ）在宅医療・介護連携の課題の抽出
- ■将来の人口動態，地域特性に応じたニーズの推計（在宅医療など）

（ウ）切れ目のない在宅医療と在宅介護の提供体制の構築推進
- ■地域の医療・介護関係者の協力を得て，在宅医療・介護サービスの提供体制の構築を推進

②対応策の実施

（オ）在宅医療・介護関係者に関する相談支援
- ■コーディネーターの配置等による相談窓口の設置
- ■関係者の連携を支援する相談会の開催

（キ）地域住民への普及啓発
- ■地域住民等に対する講演会やシンポジウムの開催
- ■周知資料やHP等の作成

＋

〈地域の実情を踏まえた柔軟な実施が可能〉

（エ）医療・介護関係者の情報共有の支援
- ■在宅での看取りや入退院時等に活用できるような情報共有ツールの作成・活用

（カ）医療・介護関係者の研修
- ■多職種の協働・連携に関する研修の実施（地域ケア会議含む）
- ■医療・介護に関する研修の実施
- ●地域の実情に応じて行う医療・介護関係者への支援の実施

③対応策の評価・改善

都道府県主体の役割へ変更
（都道府県は，地域医療介護総合確保基金や保険者機能強化推進交付金等の財源を活用。また，保健所等を活用し，②対応策の実施も必要に応じ支援。）

●総合事業など他の地域支援事業等との連携

図9-5　見直し後の在宅医療・介護連携推進事業の項目

出所：厚生労働省（2020）「在宅医療・介護連携推進事業の手引き ver. 3」5頁（https://www.mhlw.go.jp/content/12400000/000666660.pdf　2021年8月25日閲覧）。

「在宅医療の体制構築に係る指針」による在宅医療提供体制のイメージ

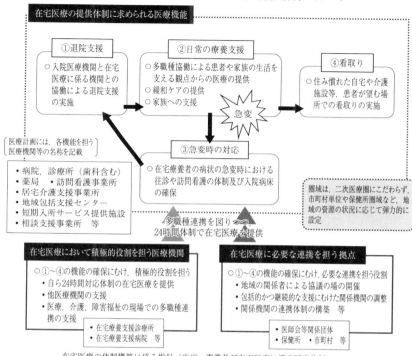

図9-6　在宅医療に必要な体制

出所：厚生労働省（2017）第4回全国在宅医療会議ワーキンググループ参考資料3「在宅医療体制構築について」2頁。

の実施などがあるが，いずれにしても特定の機関のみで遂行するのではなく，他機関・多職種が連携しながら作成・実施・評価していく事業であるといえる。

（2）地域医療と地域包括ケア

　地域包括ケアにおいて在宅医療がどのように関連してくるのか。在宅医療に必要な体制を記したものが図9-6である。求められる機能として，①退院支援では，入院中の状態変化を把握したうえで，在宅生活を継続できるように入院医療機関と在宅医療機関が情報共有を行うこと，居宅介護支援事業所や地域

包括支援センターと連携しながら退院前カンファレンスを行い，本人の意思に合わせた支援を展開することなどが考えられる。②日常の療養支援では，退院後の生活において，訪問診療・往診，訪問看護，訪問リハビリテーションといった医療サービスの提供が行われる。③急変時の対応では，状態が急変したときに備えて，24時間対応が可能な訪問診療や訪問看護，入院病床での受け入れの確保などが行われる。④看取りでは，本人の希望する場所で看取りが行えるように，医療と介護の事業者が適切に情報共有を行いながら進めていく。

　また，医療機関の動向として，2016（平成28）年度から従来の亜急性期病棟を廃止し，地域包括ケア病棟が新設されている。急性期治療後の患者や在宅療養中の患者を受け入れ，その後在宅復帰支援を行うことが期待されている。このように地域包括ケアシステムにおける医療分野の果たす役割は大きく，医療と介護の密な連携は不可欠である。

（3）地域ケア会議との関わり

　地域包括ケアシステムの中核を担うのは，市町村と地域包括支援センターであり，これまでにみてきたように医療・介護・福祉・住まいなど地域にある社会資源が有機的に機能するように連携基盤の構築や環境整備を行う必要がある。

　そこで，高齢者個人に対する支援の充実とそれを支える社会基盤の整備の機能をもつ地域ケア会議を重ねていくことが非常に重要となる。地域ケア会議には，①個別課題解決機能，②ネットワーク機能，③地域課題発見機能，④地域づくり・社会資源開発機能，⑤政策形成機能がある。介護の構成員は目的によって異なるが，個別ケースであれば本人はもとより，医師，歯科医師，看護師，リハビリテーション療法士（理学療法士・作業療法士・言語聴覚士）のような医療職，介護支援専門員，介護事業者のような介護職に加え，民生委員，地域住民といった地域関係者が出席することもある。目的に応じて，実務者から組織の代表者まで様々な立場の人が地域ケア会議に参加することで，新たな出会いが生まれ，情報共有やネットワークづくり，課題解決が行われることが期待される。

効果

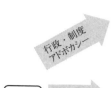

地域課題を都道府県市町村レベルで検討する会議への参加。住民の意思を引き出し、ニーズを把握し、尊重できる話合いの促進。

ソーシャルケースワーク，地域ケア会議の蓄積・社会資源の開拓の経験から地域課題の抽出，解決方法の提案ができる。

MSW

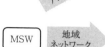

個別ケースの検討をする地域ケア会議の開催・参加。地域資源の潜在的可能性の探求。新たなネットワークの構築。

退院前個別地域ケア会議のコーディネーター。患者・家族の意思・希望をつなぐ計画立案・実施・フォローアップできる。

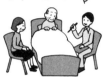

医療機関等における退院支援を通して，患者・家族とソーシャルケースワーク面接の実施。

患者（患者の意思決定が難しい場合には家族）の意思・希望を尊重し，ニーズを充足するための支援ができる。

図9-7　地域包括ケアの中での医療ソーシャルワーカー（MSW）の役割と効果
出所：日本医療社会福祉協会（2016）「地域包括ケアの中での医療ソーシャルワーカー（MSW）の役割と効果」。

（4）連携のポイントと方向性

　これまでみてきたような在宅医療と地域包括ケアシステムの連携には，医療ソーシャルワーカー（MSW）が重要な役割を果たす。図9-7は日本医療社会福祉協会（現「日本医療ソーシャルワーカー協会」）が作成したMSWの役割の概略図である。支援の入り口は多様であり，入院以前に専門機関と何もつながっていない患者も多く，その場合は，MSWが患者にとって身近な相談専門職となり，地域包括ケアシステムにおける「本人の選択」に寄り添うことになる。また，退院前個別地域ケア会議のコーディネーターや，地域の新たなネットワークの構築，行政への政策提言といった働きを医療機関として担う重要な役割を果たしているといえる。MSWが勤務する医療機関の規模，社会資源や地域の実情など多様な条件をもとに，その地域ならではの地域包括ケアシステムの構築に参画していくためには，制度の理解とともに，社会資源の創設やネットワークづくりといった高い専門性が求められる。

　また，これまで地域包括ケアシステムを高齢者の領域に絞ってみてきたが，対象者を広範囲に捉える方向にシフトしてきている。児童（医療的ケア児への医

療・介護の支援）・障害者（障害者総合支援法に基づいた諸サービスとの連携）・難病患者（指定難病と認定された患者に対するレスパイト入院など）のように地域で暮らす様々な人々のケアシステムを関係機関とともに構築していくことが求められており，医療機関は今後も地域にある様々な社会資源と連携していくこととなる。

注
(1)　総務省統計局（2020）「統計トピックス No. 126　統計からみた我が国の高齢者——「敬老の日」にちなんで」(https://www.stat.go.jp/data/topics/pdf/topics126.pdf　2021年8月25日閲覧)。

参考文献
荒神裕之・酒井暢子・雑賀智也（2020）『看護の現場ですぐに役立つ地域包括ケアのキホン　第2版』秀和システム。
厚生労働省「地域包括ケアシステム」(https://www.mhlw.go.jp/stf/seisakunitsuite/bunya/hukushi_kaigo/kaigo_koureisha/chiiki-houkatsu/　2021年8月25日閲覧)。
総務省統計局（2020）「高齢者の人口」(https://www.stat.go.jp/data/topics/topi1261.html　2021年8月25日閲覧)。
地域包括ケア研究会（2016）「地域包括ケアシステム構築に向けた制度及びサービスのあり方に関する研究事業報告書」(https://www.murc.jp/uploads/2016/05/koukai_160518_c1.pdf　2021年8月15日閲覧)。
中島康晴（2014）『よくわかる地域包括ケアの理論と実践——社会資源活用術』日本医療企画。
二木立（2015）『地域包括ケアと地域医療連携』勁草書房。

学習課題
①　あなたは人生の最期を自宅・施設・病院など，どこで迎えたいか。意見をまとめてみよう。その後で，日本財団「人生の最期の迎え方に関する全国調査」の結果を見て，自宅・施設・病院それぞれの強みや課題について考えてみよう。
②　自分の住んでいる地域や実習予定先の地域において，地域包括ケアシステムの構築にどのように取り組んでいるか，行政資料やパンフレット等をもとにまとめてみよう。

コラム　会議を単発イベントで終わらせないために

　地域ケア会議は，個別の困難事例の解決だけでなく，ネットワーク形成や政策への提言などの機能も担っていると本編で述べた。しかし，マクロ的な会議は，会議をすること，参加すること自体が目的化してしまい，単なる単発イベントに終わり，継続的な進展が見込めないことも少なくない。毎回，組織の紹介・PR のような時間だけで半分以上の時間を要したり，前回取り上げた課題が，何ら進展もないまま次の会議を迎えたりすることは避けるべきである。これらの事態を防ぐためには，会議の主催者はテーマを明確にし，可能であれば事前資料を配布したり，当日議論したい内容を明示したりして会議前の事前準備を丁寧に行うことが重要である。そして，会議中に「参加者が次の会議までにできることは何か」を問い，行動計画レベルに落とし込むことで，次回の会議時に実施内容を評価・検証することができる。

　また，会議後のフォローも重要である。特に医療機関は代表者レベルの会議に，医師・看護師・MSW のような職種だけでなく，組織内で異なる部署に属している職員も参加する傾向にあるため，会議が終わって現場に戻ったときに，会議で何が話し合われたのか十分に共有されずに終わってしまうという声もある。組織内の各部署が一堂に会する会議で地域ケア会議の内容を報告したり，報告を兼ねた研修会を企画したりするなど，情報共有の仕組みや工夫が必要である。加えて，当日欠席した出席予定者に対しても，当日の資料や話し合った内容などを説明する機会もあることが望ましい。このように，会議の継続性が地域支援において重要となる。

第Ⅲ部

保健医療領域における
社会福祉士の役割と実践

第 10 章

医療ソーシャルワークの専門性

　ジェネリックとスペシフィックは，職業としてのソーシャルワークが誕生した当初から続いている関心事である。両者を二項対立的に捉える歴史を経て，今日では，システム思考の発想を用いて，両者を相補的，相互依存的に捉え，ジェネラリスト・ソーシャルワークが体系化されたことを学ぶ。次に，ソーシャルワーク実践を導く専門的価値・倫理，倫理的ジレンマ，社会変革・社会正義と専門職団体の役割を学ぶ。最後に，ミクロ・メゾ・マクロの各レベルへの介入で必要となる知識・技能並びに医療ソーシャルワーク実践の展開過程で用いられる専門知識・技能を学ぶ。

1　医療ソーシャルワークのジェネリックとスペシフィック

（1）ジェネリックとスペシフィックの概念とソーシャルワークの機能

　ソーシャルワークのジェネリックとスペシフィックの概念は，論者によって，様々な意味に解され使用されてきた。ソーシャルワークの支援・援助活動は何を対象に，何に重点を置き，いかなる目標に向けて，どのような事業に焦点化するのかという議論が継続されてきた。つまり，生活上の困難や障害の緩和・軽減・解決を図るにあたって，その焦点を「個人」（個別処置）に当てるか，それとも当事者を取り巻く「社会環境の条件改善」（社会改良）に当てるのかという相互に対立する2つの見解が形成され拮抗してきたのである。ケースワークの母とも呼ばれるリッチモンド（M. E. Richmond）は前者を小売り的方法，後者を卸売り的方法と便宜的に分けて呼び，ケースワークにはその両方が必要で

あるとして，2つの方法を二項対立的に捉えることを回避している。

　リッチモンドは，1905年に発表した「改良の小売り的方法」と題する論文でケースワークの社会的存在価値を示し，ケースワークと社会改良との相互関係及び前者の重要性を指摘している。小松源助（1993年）の訳で以下に紹介する。

　　われわれは，同一の階級の弊害に対していくらかの小売り的な仕事についての関心をとおして卸売り的な改革に向かっておしすすめられ，われわれの改革がいったん獲得されるや，そこで着手した仕事を完成すべくふたたび特殊なものへとおしかえされる。健全な，かつ，完全なる改革運動はふつう小売り的方法に始まってふたたびそこに帰っていく。そしてその上昇および下降の2つのコースを描いて一つの完全なる環を形づくっていくのである。（中略）社会改革のすべては，われわれが小売り的方法の注意深い取り扱いの導くままに忠実に従っていった場合に，そこに必然的に展開してくるものである[1]。

　リッチモンドにとっては，小売り的方法こそが社会改良の原動力であり，社会改良は特定（スペシフィック）の具体的事実から出発していかなければならないものであった。また，社会改良の成果が個人にとって有効に働くようになるためには小売り的方法が必要であったのである。リッチモンドのこうした主張は，ソーシャルワークが個人への援助に焦点化する側面と社会改良に焦点化する側面の両方をもっているとする，ソーシャルワークのジェネリックな機能特性を示したものである。

（2）分野ごとに専門分化するソーシャルワーク

　1900年前後のアメリカは，社会改良運動が広がっていく時代であった。産業革命後に深刻な社会問題が生み出され，それに対応するために雇用や労働に関する法律が整備されるにとどまらず，セツルメント・ハウスの活動や慈善組織協会の活動が発展してきた。様々な分野でソーシャルワーク実践が行われるようになり，ソーシャルワークの専門分化が進んだ。

　たとえば，アメリカにおける医療ソーシャルワークの発展は1905年にマサチューセッツ総合病院の外来診療部のキャボット医師が医療ソーシャルワーカーを導入したことに始まる。キャボット医師は，多くの患者の疾病がその背後にある社会環境と深いつながりがあることに気がついて，医療ソーシャルワーカーを導入したのである。

　医療以外にも様々な分野でソーシャルワーク実践が行われるようになり，それぞれの分野でスペシャリストとして活動するソーシャルワーカーが増加した。そして，様々な組織や専門職団体が設立された。1916年に病院ソーシャルワーカー協会，1919年に全国学校ソーシャルワーカー協会，1921年に全米ソーシャルワーカー協会，1926年に全米精神医学ソーシャルワーカー協会が設立された。ソーシャルワーカーが属する機関の種別や分野ごとに異なる支援方法が形成され，それぞれの団体がそれぞれの専門分野におけるケースワークを主張し，分野ごとの専門分化がみられるようになった。

　民間の家族福祉機関や病院を中心に，個人，家族，小グループの心理社会的機能の維持強化を目指して，ソーシャルワークの理論と方法を応用する，すなわちセラピーによる個別支援を主としたケースワークが広まった。社会福祉の実践現場は，援助活動の先行的性格から当面の対応や即応が求められるので，スペシャリストとして活動するソーシャルワーカーが増加することは避けられないことであった。その結果，ケースワークの社会改良の取り組みはほとんど行われなくなった。

（3）ソーシャルワークの統合化とジェネラリスト・ソーシャルワーク

　こうした状況に対してリッチモンドは『社会診断』の中で次のように指摘した。

　　本質的に，ソーシャル・ケースワークの方法と目的は，対象が身体に麻痺症状があるホームレスであれ，酔っぱらっている両親に養育を放棄された少年であれ，あるいは夫を亡くして小さな子どもをかかえる母親であれ，あらゆるタイプのサービスにおいて同じであったし，同じであるべきであるとい

うことがすぐに明らかになった。もちろん，支援している社会的障害はそれぞれが特別で，一群の事例に特有な手順もあれば，別の一群の事例にはまた別の特有な手順があった。しかし，ケースワークについて最も指摘しなければならないことがらはすべての人に共通のことがらであった。⁽²⁾

　ケースワークが専門化，細分化されていく一方で，実践者からは一つの専門職種としてのまとまりを求める動きが出てきた。こうした中で1923年にミルフォード会議が開催された。ケースワークと他職種の仕事とを区別するための話し合いが行われただけでなく，実践分野が異なっても，ケースワークが行われるすべての分野に共通するケースワークとは何かが討論された。

　このミルフォード会議は，その後1928年まで引き続いて毎年開催された。ソーシャルワークの共通基盤についてはじめて公で議論されたという点で，ソーシャルワークの確立と発展に貢献した歴史的な会議であった。1929年の「ミルフォード会議報告」でジェネリックとスペシフィック概念が検討されたことがジェネラリスト・ソーシャルワークに大きな影響を与えた。報告では「最もよいソーシャル・ケースワークとは，個別領域におけるジェネリック・ソーシャル・ケースワーク実践を意味する。ソーシャル・ケースワークは，数少ない例外はあるものの，その領域の専門性を代表する組織を媒介にして，普遍的に実践されている⁽³⁾」と指摘している。領域ごとにケースワークは分化しても，基本となる価値・知識・技術は共通しているとして，ジェネリック・ソーシャル・ケースワークの重要性が確認された。また，専門分野によって異なる知識や技術を用いたケースワークとして，スペシフィック・ソーシャル・ケースワークについても確認された。

　さらに，現代ジェネラリスト・ソーシャルワークの今日的基礎を築いたのは，1970年のバートレット（H. M. Bartlett）の『ソーシャルワークの共通基盤』の刊行や，『社会福祉実践方法の統合化』（1977年）にみることができる。

（4）ジェネリックとスペシフィックの相互依存関係

　ブトゥリム（Z. T. Butrym）は，ジェネリックとスペシフィックをソーシャル

ワークに適用する場合の意味を明確化する必要があると指摘している。[4]その中で，用語の定義が一致していないといかに混乱を生じやすいかを示したティムズ（N. Timms）の見解を紹介している。彼は，ジェネリックの意味を「全般的（general）」ととれば，それに対応する用語は「専門分化した（specialised）」という意味になり，われわれは，一方では，ジェネラル・ソーシャルワーカーを，もう一方ではスペシャリストを想定することになる。しかし，ジェネリックを「類（genus）」（生物学）ととれば，多くの種を包括する総称の意味になり，異なる分野のソーシャルワーカーを共通の名前で呼ぶのにわかりやすいと指摘している。

　ブトゥリムは，ジェネリックを「共通に（in common）」と解釈するとジェネリックとスペシフィックの両者は相補的，相互依存的であるという認識が生まれると指摘した。そして喪失とか剥奪といった一般的（ジェネラル）な概念も，収入や健康の喪失とか，自由や愛情の剥奪といった具合に特定（スペシフィック）の脈絡で考えてこそ，意味のあるものになるとしている。そのうえで，「ソーシャルワーク実践がたえず特定（スペシフィック）のものに関わっているということは認めなければならない。つまり，特定のクライエントとワーカーが，特定の組織において，直面している特定の状況を理解する問題なのである」というティムズの見解を紹介している。

　わが国では，岡村重夫がジェネリック・スペシフィック概念を，社会福祉全般に共通かつ固有の一般原則（ジェネリック）とその「分野」に特有の原則（スペシフィック）として捉え，前者の強調は社会福祉の日常的現実の無視につながり，後者の強調は目前の日常的技術に目を奪われて社会福祉理論全般の展望を失うことになると指摘している。[5]

　ソーシャルワークが専門職として誕生した当初から続いている困難は，個人と社会という2つの焦点に常にとらわれてきたことに特徴づけられる。課題となっていることは，2つの視点を統合し，より効果的な実践を行うための理論的枠組みと実践的アプローチの開発である。

2 専門的価値と倫理

（1）ソーシャルワークの価値と倫理

バートレットは,「価値の総体」「知識の総体」及び「調整活動」をソーシャルワーク実践の共通基盤とした。そのうえで,「価値と知識は, ソーシャル・ワーク実践者の調整活動に基づく活動へ導いていく[6]」と指摘し, 価値と知識が主として方法と技法を規定していることを明らかにした。

価値はソーシャルワーク実践においてどのように作用するのかについて, ピンカス（A. Pincus）とミナハン（A. Minahan）は, クライエントとソーシャルワーカーが結ぶ関係の種類, クライエントの何が問題かを規定する仕方, 設定する変革目標, 変革目標達成のための手段などソーシャルワーク実践のすべてに価値は浸透していくと述べている[7]。

価値と倫理の関連について, レヴィ（C. S. Levy）は「倫理とは価値を運用することである[8]」と述べている。ソーシャルワーカーは, ソーシャルワークの価値に基づき行動するが, 価値を具体化していくときの行為（あり方）の基準となるのが倫理である。社会正義や人権, 利他主義, 相互扶助などソーシャルワーク専門職が支持する価値に基づいて,「見えないものを見えるようにする」ものが倫理である。

窪田暁子は, ソーシャルワークの基盤には,「社会的責任の明確な自覚と, それを具体的に実現していく倫理的行動が常に存在していなければならない。それがなければすべての知識も技術も崩壊する[9]」と述べている。

（2）医療ソーシャルワークと倫理綱領

医療ソーシャルワーカーの専門職的倫理基準は, 倫理綱領に集約されている。日本医療ソーシャルワーカー協会は1961年に「医療ソーシャルワーカー倫理綱領[10]」を制定し, 医療ソーシャルワーカーが本綱領を遵守することを誓約し, 職務行為の倫理性について判断をする必要があるときには, 行動の準則として本綱領を基準とすると宣言した。本綱領は, 前文, 価値と原則, 倫理基準, 行動

基準の４つの部分から成り立っている。前文では，ソーシャルワークとは何か，ソーシャルワーカーとは何か，倫理綱領とは何かについて説明している。さらに，ソーシャルワーカーのよりどころが「人権と社会正義」であることを明らかにしている。価値と原則では，人間の尊厳，社会正義，貢献，誠実，専門的力量の５つの価値及びそれぞれの原則を掲げている。倫理基準では，利用者に対する倫理責任，実践現場における倫理責任，社会に対する倫理責任，専門職としての倫理責任の４つを掲げている。医療ソーシャルワーカーが実践場面の具体的な状況で従うべき倫理的ルールや具体的行動は「行動基準」に定めている。

　日本医療ソーシャルワーカー協会の医療ソーシャルワーカー倫理綱領は国際基準に準拠しているので，全文を熟読し，考察を加え，その内容を修得することが，利用者はもちろん，社会的信頼に応えることになる。

（３）倫理的ジレンマとは

　倫理的ジレンマとは，相反する複数の倫理的根拠が存在し，どれも価値がありそうに思える場合に板挟みになって，どちらとも決めかねて葛藤状態に陥ることである。ソーシャルワーカーの活動は個人的に提供されるものではなく，公共性をもつ活動である。多くの場合，根拠となる法律に基づいたり，実施機関の目的や使命に即して，すなわち社会的責任の明確な自覚をもって行われ，クライエントの人権とニーズを中心に展開される。どのような実践場面においても，合法的であるとともに倫理的であり，同時に専門職としての自由裁量と判断を効果的に行使してクライエントを援助することが求められる。一方今日では，ソーシャルワーカーには，クライエント，同僚，雇用者，専門職団体を含めた他者，市民・国民が理解できるような合理的で説明可能なやり方で，倫理的選択や判断の根拠を示して説明する努力を払うことが望まれるようになってきている。

　ソーシャルワーカーが遭遇する倫理的問題は多岐にわたるが，特に医療分野での実践は，複雑な倫理的問題に直面することが少なくない。医療ソーシャルワーカーは，様々な組織環境で実践しているが，医療従事者，患者とその家族，

社会一般における専門的・個人的な価値観の多様性，医療チームメンバーの倫理的視点と実践の優先順位の違い，医療者と患者・家族の両方の意思決定に影響を与えるような医学・医療技術の絶え間ない進歩が関連して，医療分野の倫理的問題は複雑である。オードネル（P. O'Donnell）らは過去の研究をレビューし，医療行為において繰り返し起こる倫理的問題を概説している。その中には，蘇生を試みないという指示を出すこととその遵守，事前指示に従うことに関する混乱や対立，人工栄養・水分補給，透析，人工呼吸などの治療の撤回・保留，医師幇助による自殺，医学的にみて患者に対して回復という利益をもたらすことができない試みの概念（医学的無益性），患者の自己決定とチーム医療に関する方針の対立の管理などが含まれている。

　医療ソーシャルワーカーは，倫理的問題に関連して生命倫理の原則も考慮するが，加えて，個人の尊厳や人間の全体性など，ソーシャルワークの価値や倫理原則を用いて倫理的な問題に取り組むことができる。フォースター（L. W. Foster）らが行った生命倫理問題に対するソーシャルワーカーの反応とトレーニングの必要性に関する調査では，ソーシャルワーカーは日常的に生命倫理問題に遭遇しており，その中でも最も多いのが QOL 問題であった。

（4）倫理的ジレンマの内容

　倫理的ジレンマには様々なものがある。ソーシャルワーカーが体験することが多いジレンマを次に挙げる。

　①　クライエントとソーシャルワーカーの間で生じるジレンマ

　「秘密の保持」対「情報の共有」，「利用者の利益の最優先」対「利用者の自己決定の尊重」，「秘密の保持」対「第三者の利益を守る責任」は，最もよく挙げられる倫理的ジレンマである。クライエントの自己決定の尊重は重要な価値だが，その決定がクライエントの利益に資することがないと考えられる場合にソーシャルワーカーに生じるジレンマである。その他にも，クライエントの情報を秘密にする責任と他者の権利や利益を守る責任が相反する場合がある。クライエントが感染症に罹患している場合，その事実を配偶者など身近な人々に伝えるか否か，あるいは，他人への危害をクライエントが予告した場合，潜在

的な危害からその他人を守るために警告する義務と秘密の保持が相反する場合が考えられる。どの場合も情報の信憑性を考慮することは当然であるが，ジレンマを生じさせることがある。

②　クライエントに対する責任と所属組織に対する責任の間で生じるジレンマ

病院に勤務するソーシャルワーカーが，平均在院日数を短縮して病床稼働率を高めるために過度の退院促進を求められる場合，クライエントに対する責任と病院に対する責任との板挟みになりジレンマが生じることがある。他にも，社会福祉施設や機関，福祉サービス企業でも同様のジレンマが生じることが考えられる。特に予算に余裕のない医療機関や施設，企業ではソーシャルワーカーの義務を守りつつ，施設・機関の経済的安定に貢献する義務を果たそうとするとジレンマが生じることがある。

③　「人間と環境の交互作用」とジレンマ

ソーシャルワーク実践を展開するうえで，「人間と環境の交互作用」に注目することは，当然と考えられている。しかしながら，ソーシャルワーカーはクライエントに援助を提供する際に，しばしばジレンマに直面する。クライエントが直面している問題や課題の多くは，広範な社会的，政治的，経済的条件に根ざしており，これらの条件の変化のみが問題や課題を解決することが少なくないからである。一方で，ソーシャルワーカーが訓練された援助方法の多くは，個人的及び対人的な変化を目標としたことが多かった。このジレンマは，ソーシャルワーカーがどこに力を注ぐべきかという議論を呼び起こした。[13]個人の援助と社会的変化のためのアドボカシーとの間のジレンマである。

（5）倫理的実践と専門職団体

①　倫理的意思決定のプロセス

倫理的ジレンマは複雑であることが少なくない。ソーシャルワークの倫理規定は，倫理的意思決定のためには必要であるが不十分である。倫理規定は抽象度が高く，多くのソーシャルワーカーが直面する倫理的ジレンマと一致することはまれである。こうした状況では，倫理的，法的，実践現場で予想できる懸念を組み合わせ，社会的・文化的背景を考慮した分析プロセスが必要である。

倫理的ジレンマが生じた場合，倫理的で説明可能な解決策を得るために適用できる段階的モデルの一つにリーマー（F. G. Reamer）のモデルがある。リーマーは，倫理的ジレンマに画一的な予防策や解決策は存在しないとしているが，次のような倫理的意思決定の7つのプロセスを提案している。倫理的意思決定に直面して困惑しているときに，医療ソーシャルワーカーにも適用できる部分は多い。

Ⅰ　倫理的課題を特定化する

Ⅱ　倫理的意思決定によって影響を受けそうな個人，集団，組織を特定化すること

Ⅲ　すべての実行可能な選択肢を考え，関連するすべての対象に対するプラスとマイナスの影響を考える

Ⅳ　各選択肢に対する賛成と反対の理由を入念に検討する

Ⅴ　同僚や適切な専門家に相談する

Ⅵ　倫理的意思決定をし，その過程を記録する

Ⅶ　倫理的決定を実践し，モニタリング，評価し，記録に残す

---

② 社会変革・社会正義の実践と専門職団体

ソーシャルワークには，社会正義と人権の原則を推進してきた長い歴史がある。ソーシャルワークの倫理規定にはソーシャルワーカーに社会変革と社会正義に対する責任があることが明記されている。しかし，社会正義とは何を意味するのか，社会正義の枠組みの中でどのように実践すればよいのか，さらに社会正義とソーシャルワークの関係などについての指針はほとんどない。2014年に採択された「ソーシャルワーク専門職のグローバル定義」（日本語訳版）の注釈では，実践について個人的－政治的次元を一貫性のある全体に統合することができるとしているが，その一方でソーシャルワークの実践が実際上何を優先するかは，国や時代により，歴史的・文化的・政治的・社会経済的条件により，多様であるとしている。そうであるならば，社会改革・社会正義を推進する実践を，ソーシャルワーカーが個人として行うには限界があるといえる。専門職団体のリーダーシップやサポートが必要である。ソーシャルワーク専門職団体は国際的につながっているので，地域的にも，全国的にも，そして国際的にも，

社会正義を推進する力になることができる。

3 専門的知識と技能

（1）医療ソーシャルワーク実践の定義

医療ソーシャルワークは，予防，プライマリケア，急性期ケア，長期ケア，終末期ケアの段階で展開されるソーシャルワーカーの活動，サービス，役割，機能を示すものである。医療ソーシャルワークの専門技術は，ミクロ，メゾ，マクロシステムレベルの様々な心理社会的問題に適用できる知識と価値の基礎の上に成り立っている。

医療ソーシャルワークの提供は，歴史的には病院内の部門で提供されており，主に入院患者の経済的問題や退院援助（計画）に焦点を当てていた。しかし，医療環境は病院でのケアから家庭や地域でのケアに変化してきた。これは経済的な要因が大きく影響しているが，高齢化が進み，慢性疾患が増えて国民の疾病構造が変化し，在宅ケアや長期ケアを必要とする人が増加したことが関係している。患者と家族の期待は，必要な医療を，必要なときに，必要なだけ，必要な場所で利用できる医療アクセスと，医療上の意思決定への直接参加である。医療の文化は，従来の医療者主導の医療モデルから，より利用しやすく，参加しやすく，応答性がある包括的なモデルへと変化している。2014（平成26）年に医療介護総合確保推進法が成立し，病院でのケアから医療や介護，予防のみならず，福祉サービスを含めた様々な生活支援サービスが日常生活圏域で利用できる地域包括ケアシステムの構築へと方針が変化した。

医療ソーシャルワーカーは，自分が実践する組織の使命，優先事項，価値観を理解しなければならない。さらに，これらの要素が，地域社会の外部環境からどのような影響を受けているかを認識しなければならない。そのうえで，患者と家族の最善の利益に合致した方法で，所属医療機関の方針と実践を倫理的に適用する。

（2）医療ソーシャルワーク実践の介入レベル

医療ソーシャルワーカーは，問題を文脈の中で捉え，人と環境との交互作用の中で解決や緩和策を見出そうとする。個人に焦点を当てた実践の枠を超えて，複数のシステムレベルでの介入へと進む。

システム思考では，要素と要素の集合からなるものをシステムと捉える。そのように捉えられたシステムは，それより上位のシステムに組み入れられると下位システムを構成すると捉えられ，それより下位のシステムを包含すると上位システムを構成すると捉えられる。どのシステムレベルにおいても上位システム，システム，下位システムが存在するという思考である。

医療ソーシャルワークの視点は個々の部分に焦点を当てていても，全体を見渡すことができるし，介入はすべてのシステムレベルでの結果を視野に入れて展開する。ミクロレベルからメゾレベル，マクロレベルの介入，小さなシステムから大きなシステムまで，状況に合わせて実践技術を組み合わせて，複数のシステムレベルで介入する方法・技術を実践する。重要なことは，全体的な視点が必要であることを理解することである。

必要とされる理論的知識はシステム理論や生活モデル，生態学的視座などを総称したシステム思考とその延長上におけるケアマネジメント，エンパワメント，ストレングス・モデル，ナラティブ・モデルである。

①　ミクロレベルのシステムへの取り組み

ミクロレベルでの介入は，個人，家族，小グループへの働きかけを中心に，個人の機能，社会関係，社会的・制度的資源との関係に変化をもたらす。ミクロ場面の実践はクライエントとソーシャルワーカーが援助場面を共有し合う「面接」という形で展開される。

医療ソーシャルワーカーに必要とされる実践における知識は，危機介入，課題中心アプローチ，家族療法，連携，グループの活用などである。

ジョンソン（L. C. Johnson）とヤンカ（S. J. Yanca）は「面接はソーシャルワーカーの第 1 の手段である。それはワーカーとクライエントの間の相互作用が機能する構造である。ソーシャルワーカーはそれぞれ独自の面接スタイルを築く。面接はアートであり，技術である」と述べ，面接中にワーカーが用いる技術と

して「①観察の技術，②傾聴の技術，③質問技術，④焦点づけ，方向づけ，解釈の技術，⑤環境設定の技術」を挙げている。[15]

②　メゾレベルのシステムへの取り組み

メゾレベルでの介入は，チーム，組織，サービス提供のネットワークに変化をもたらし，ミクロレベルの環境の機能に影響を与える。子どもの支援においてその子どもが通学している学校組織に働きかけたり，復職支援において勤務先組織の方針に働きかけることで，状況に変化を引き起こすことができる。あるいは，社会的な様々なハンディキャップを負いながら，日々の暮らしは何とか自分なりにやっていける人も，日々の小さな困難に遭遇したときに小さな手助けが必要になり途方に暮れることが少なくない。すぐに対応できる「ゆるい支援ネットワーク」をあらかじめ構築しておくとき，メゾレベルの介入が行われる。

メゾレベルでは，グループワークに関する技能や家族援助に関する技能，ソーシャル・サポート・ネットワーク形成に関する技能，チームワークなど多様な技能が必要とされる。中でも，組織に変化を引き起こすために必要な知識としてグループダイナミクスの理解，意思決定を促進する知識と技術，事業・組織計画の理解などが必要とされる。

③　マクロレベルのシステムへの取り組み

マクロレベルでの介入は，地域社会，制度，社会システムにおける社会問題に取り組む。近隣の組織化，地域福祉計画，地域開発，社会活動を通じて社会的変化を達成する活動である。クライエントが直面する生活問題の多くは，広範な社会的，政治的，経済的，文化的条件に根ざしており，これらの条件を変化させることが問題の解決や軽減，さらには予防に役立つことは少なくない。アルコールの過剰摂取など，一見個人的な悩みを抱えて医療ソーシャルワーカーに相談してくる人もいるが，アルコールの使用が職場や地域社会からの人権侵害など，耐えがたい現実を生き抜くための手段である場合もある。

個人が直面するすべての問題が必ずしもより大きな社会的・政治的構造に根ざしていることを意味するものではない。しかし，個人の生活問題や苦しみがより大きな社会構造に根ざしている場合，それを無視するべきではない。

マクロレベルのシステムに介入するには法律的，社会的，経済的事実，デー
タ，統計，調査研究によって発見された事実，エビデンスが必要とされる。

医療におけるソーシャルワーク実践は，ミクロ，メゾ，マクロという社会シ
ステムのすべてのレベルを網羅している。その場合，求められる知識は，理論
的知識と実践における知識，事実に関する知識の 3 つである。

（3）医療ソーシャルワーク実践への援助プロセスの適用

ソーシャルワーク援助の展開過程や技法には，医療ソーシャルワークという
特定（スペシフィック）な状況の枠内においても適用できる共通基盤がある。し
かし，医療ソーシャルワークは，医療という特定の状況で実践するので，ここ
では医療ソーシャルワークの展開過程の一端を取り上げる。

①　ケアマネジメント

現在，ケアマネジメントは医療ソーシャルワーカーの中核的な機能である。
医療ケアマネジメントの一般的な形態は，移行期のケア計画または退院計画で
ある。移行期のケアマネジメントでは，患者・家族，治療チーム，その他の主
要な意思決定者が協力して，患者があるレベルのケアから別のレベルのケアに
移行したり，様々な種類のケアを受けたり，受けなかったりすることを援助す
る。ケアマネジメントの基本原則は，患者の固有のニーズに合わせてケアを個
別化する，サービスの重複を防ぐ，ケアの継続性を確保することである。医療
ソーシャルワーカーは，患者の自己決定権が医療チームによって尊重され，理
解されるようにする役割を担っている。

②　入院前・入院時の評価または入院時のハイリスク・スクリーニング

患者が急性期医療施設に入院する場合，医療ソーシャルワーカーは入院初期
のニーズの把握と援助の優先順位を決める必要がある。どの患者が最もソー
シャルワークサービスを必要としているかを判断するために，ハイリスク・ス
クリーニングを開始する。その目的は適切な退院を遅らせる原因となる特定の
問題に早期に対応することである。ハイリスク・スクリーニングは，患者の特
徴や状況を特定し，患者が健康上の悪い結果を招く可能性や，退院後に問題に
遭遇する可能性を判断するものである。ハイリスクで問題がある例として，医

学的な予後が悪い疾患，6か月以内の複数回入院，患者の認知状態や機能状態の著しい低下，住居や退院先が不定，家族や介護者，その他重要な意思決定者がいないなどである。単独の要因で十分な場合もあるが，多くの場合，複数の問題や課題が絡み合っていると，持続的な介入が必要と判断される。

　多くの医療機関では，潜在的にソーシャルワーク・サービスを必要とする患者の数が，医療ソーシャルワーカーの対応能力を超えているため，医師の回診に同行したり，病棟会議に参加するなど，特定方法には工夫がみられる。

③　エンゲージメント

　患者（および家族やその他の意思決定者）と医療ソーシャルワーカーが信頼関係を形成するために，情報収集と双方への情報提供によってパートナーシップを構築していく局面である。医療ソーシャルワーカーは面接や観察，事前に用意された記録，家族あるいは利用者に関係ある他のシステムからの情報によって利用者システムの問題状況をはじめ，潜在能力，問題解決への意欲，動機づけを理解する。利用者システムは提供された情報の中で自らの問題と解決能力の自己認識を行うと同時に，医療ソーシャルワーカーの機能について情報を得て，今後の協働の有無を判断する。こうして利用者システムと医療ソーシャルワーカーは対等な責任とそれぞれの義務を遂行するパートナーシップを形成する。

　多くの医療現場では，入院期間が短く，医療ソーシャルワーカーが患者との間に必要な信頼関係を築く時間は非常に限られている。患者との接触は，数時間ではなく数分単位の1回のセッションにすぎないことすらある。患者との信頼関係構築に欠かせないのは，非審判的な態度を維持しながら，患者への関心を共感的に伝える能力である。

　医療ソーシャルワークは，ソーシャルワークサービスの提供ではなく，医療サービスの提供，病気や疾患の治療，健康と福祉の推進を使命とする環境に存在している。医療ソーシャルワーカーは，患者のケア，医療機関とシステムの運営，そして最終的には地域社会の健康に貢献している。倫理的問題としては，患者が必要な資源にアクセスできるように主張する一方で，その資源が限られ

ていることを認識し，サービスの重複を防ぎ，効果のないサービスは中止しなければならないというジレンマがある。

注

(1)　小松源助（1993）『ソーシャルワーク理論の歴史と展開——先駆者に辿るその発達史』川島書店，44頁。

(2)　Richmond, M. E. (1917) *Social Diagnosis*, Russell Sage Foundation, p. 5.

(3)　全米ソーシャルワーカー協会／竹内一夫・清水隆則・小田兼三訳（1993）『ソーシャル・ケースワーク——ジェネリックとスペシフィック　ミルフォード会議報告』相川書房，52頁。

(4)　ブトゥリム，Z. T.／川田誉音訳（1993）『ソーシャルワークとは何か——その本質と機能』川島書店，102頁。

(5)　岡村重夫（1963）『社会福祉学　各論』柴田書店，2頁。

(6)　バートレット，H. M.／小松源助訳（2009）『社会福祉実践の共通基盤』ミネルヴァ書房，141〜142頁。

(7)　ピンカス，A.・ミナハン，A.（1980）「ソーシャルワーク実践のモデル」スペクト，H.・ヴィッケリー，A. 編／岡村重夫・小松源助監訳『社会福祉実践方法の統合化』ミネルヴァ書房，118頁。

(8)　レヴィ，C. S.／小松源助訳（1994）『ソーシャルワーク倫理の指針』勁草書房，29頁。

(9)　窪田暁子（1997）「社会福祉方法・技術論を学ぶ人のために」植田章・岡村正幸・結城俊哉編著『社会福祉方法原論』法律文化社，21頁。

(10)　日本医療ソーシャルワーカー協会「医療ソーシャルワーカー倫理綱領」（https://www.jaswhs.or.jp/about/kyoukai_rinri.php　2021年7月15日閲覧）。

(11)　O'Donnell, P. et al. (2008) "Predictors of ethical stress, moral action and job satisfaction in health care social workers," *Social Work in Health Care*, 46, pp. 19-38.

(12)　Foster, L. W. et al. (1993) "Bioethics: Social work's response and training needs," *Social Work in Health Care*, 19, pp. 15-38.

(13)　Lundy, C. (2011) *Social Work, Social Justice, and Human Rights: A Structural Approach to Practice 2nd Edition*, University of Toronto Press, pp. 49-78.

(14)　リーマー，F. G.／秋山智久監訳（2001）『ソーシャルワークの価値と倫理』中央法規出版，107〜130頁。

(15)　ジョンソン，L. C.・ヤンカ，S. J.／山辺朗子・岩間伸之訳（2004）『ジェネラリスト・ソーシャルワーク』ミネルヴァ書房，274〜288頁。

参考文献

窪田暁子（2013）『福祉援助の臨床——共感する他者として』誠信書房。

マクスリー，D. P./野中猛・加瀬裕子監訳（2014）『ケースマネジメント入門』中央法規出版。

Lundy, C. (2011) *Social Work, Social Justice, and Human Rights: A Structural Approach to Practice 2nd Edition*, University of Toronto Press.

学習課題

① 日本医療ソーシャルワーカー協会のウェブサイトにある「提言・要望」にアクセスして，社会正義，人権，平和を追求するうえでの医療ソーシャルワーカーと専門職団体の役割について考えてみましょう。

② 医療ソーシャルワーカーの倫理とはどのようなものだろうか。また，それがなぜ必要なのか考えてみよう（医療ソーシャルワーカー倫理綱領は医療ソーシャルワーカー協会のウェブサイトから入手できます）。

コラム　ミクロ・メゾ・マクロのソーシャルワーク実践

　ある地方都市の公立病院に勤務する医療ソーシャルワーカーは，昨年開設された脳神経外科病棟より14名の遷延性意識障害状態にある患者の援助を依頼された。当時，脳神経外科病棟は少なく，近隣県からも頭部外傷患者を受け入れ，新規入院患者の受け入れに支障が出ていた。患者一人ひとりに面談すると，患者のほとんどが交通事故による外傷で，一家の生計維持者であり，稼働年齢層のため家族の経済的，精神的負担は重く，生活保護受給者が増大していた。事故を起こした車のほとんどは自賠責強制保険には加入していたが，加害者に支払い能力はなく，患者・家族は生活保護世帯にならざるを得なかった。患者は常時容態観察が必要で，マンツーマンの介護は現行の看護体制では不可能で，家族に頼らざるを得ない状況であった。働ける人も仕事を放棄し，患者にくぎづけとなり，家族は疲弊していった。医療スタッフは，患者生存のために全力をあげれば家庭崩壊につながる，このジレンマをどう打開すればよいのかという課題に直面していた。

　ワーカーは，患者の実態を専門職団体の学会に報告し，「意識がなくとも，人権を保障し，人間の尊厳を尊重する援助の必要性」を主張した。一方，個別援助（ミクロ）の限界性にもぶつかっていた。患者と家族の基本的生活ニーズを充足するための社会資源の絶対的な欠如である。ワーカーは，この人々のニーズをまとめ，行政に対応を求めるソーシャルアクション（メゾ，マクロ）を展開した。最初は脳神経外科病棟の医療スタッフと連携・協働して，患者の実態を明らかにする社会福祉調査を実施し，その過程を通して次第に病院全体の課題として理解を広げるように努めた。同時に医療チームの各専門職が所属する学会に働きかけ，地域の様々な団体や組織と連携するとともに報道機関を通じて直接社会にも働きかけた。翌年には医療費や介護料を助成する県の社会資源が創設され，家族の付き添いの負担軽減が図られた。地方の一病院からの問題提起が世論に支えられ，地方自治体の新制度に，さらに国の制度へと進展したのは，依頼を受け付けてから12年後のことであった。

第11章

医療ソーシャルワークのあゆみ

　古くから中国の『論語』で,「温故知新」と記されているように,「故きを温ねて新しきを知る」ことは大切である。歴史は繰り返されるともいうが, これからをどのように生きるかを考えるうえで, 過去を振り返ることに意義があるだろう。また, 専門職及び専門職を目指すものにおいて, その起源を学ぶことは特に重要である。本章では, みなさんに, ぜひ医療ソーシャルワーカーの起源に立ち戻って, その後のあゆみを学んでいただきたい。

　医療ソーシャルワークのあゆみについて, その起源については, ソーシャルワークと同様に, イギリス, アメリカが挙げられる。そこで, 本章ではまず, イギリスとアメリカの医療ソーシャルワークの誕生について紹介する。

　次に, わが国における医療ソーシャルワークの萌芽であった戦前, 戦後間もない時期から, その後の医療ソーシャルワークの変遷についてたどっていく。日本の医療ソーシャルワークのあゆみは, 決して順風満帆に発展していったわけではなかった。戦前戦中は太平洋戦争のあおりを受け, 戦後は GHQ の指導があり, その後も, 日本独特の医療体制の影響を受け, また, 資格制度についての困難もあったが, ようやく医療機関における社会福祉士・精神保健福祉士の業務が一定の診療報酬上の算定がなされるようになり, 医療ソーシャルワーカーは医療機関にとって経営的にも注目されるようになった。本章ではその過程を概観する。

1　イギリスとアメリカにおける医療ソーシャルワークの起源

（1）イギリスのアルモナーの誕生

　世界ではじめて，ソーシャルワーカーが誕生したのがイギリスの COS（Charity Organization Society：慈善組織化協会）といわれているが，医療ソーシャルワーカーが誕生したのも，その COS の影響によるものである。日本医療社会事業協会元会長の中島さつきは，アルモナー（almoner）について記している。それによると，当時の COS にとって施療病院の外来に治療が不要な患者があふれていることは大きな問題であった。このとき，弱冠28歳で COS の総幹事になったチャールズ・ロック（C. Loch）は，施療病院の外来の問題を解決することに情熱をもやし，1895年王室施療病院（ロイヤルフリーホスピタル）に，患者の治療の要否の査定をするための職業であるアルモナーを採用した。このアルモナーが長年の運動の末，1965年に医療ソーシャルワーカーと改称されたのである。

　最初に選ばれたのが COS の地区書記をしていたメアリー・スチュアート（M. Stewart）であった。しかし，アルモナーに与えられた部屋は狭く，患者を選択する権利は医師にあってアルモナーにはないとされ，患者の紹介もなかった。また，一方で当初多くの患者が無料診療を乱用しているのではないかと思われていたが，スチュアートの努力でごくわずかであったことがわかった。このような中，彼女は仕事に励み，しだいに病院内で信頼を得るようになった。そして，職員だけでなく患者とも，調査官としてではなく親しい人間関係を作り上げるまでになった。1897年には，病棟にも業務を拡大し，2名増員され多くの奉仕者と合わせて医療社会事業チームができた。また，この時代としては画期的な取り組みとして，スチュアートの発案ですべての患者のインデックスカードが作成された。

　その後1903年には，ロンドンの7つの病院でアルモナーが採用され，新人は王室施療病院で実習を行い，また，アルモナーは1か月に1回そこで会議をするようになった。このように，アルモナーは誕生当時の治療の要否を査定する

役割にとどまらず，専門性を高め医療ソーシャルワーカーへの道を歩み続けることとなった。

　1905年には，セント・トーマス病院に，同じくロックの推薦で，アンネ・カミンス（A. Cummins）がアルモナーとして採用された。彼女はソーシャルワーカーとしての資質をそなえていて，多くの患者は自立を望んでいると確信し，面接によって患者自身が責任をもてるように自覚を促す援助を行った。また，地域の人々と連携するようになり，医師たちの信頼を得るようになった。

　このように，イギリスにおける医療ソーシャルワークの誕生のきっかけをつくったのはロックであるが，採用されたアルモナーたちがもともと与えられた治療の要否を査定する役割にとどまらず，患者のニーズに着目して病院内外の人間関係を形成することによって，患者の自立を促すという努力の結果が，今日の医療ソーシャルワークの専門性につながったのだといえる。

　中島は以下のように述べている。「私は少し長々とイギリスの初期の人たちを書いた。しかしイギリスの歴史を知れば知るほどわが国の現状に似かよっていて，興味をひかれたからである」[2]。日本がイギリスを追いかける形ではあったが，このように両者は同じ島国で，いずれも急速な工業化及び都市化によって医療分野に貧困を中心とした課題が発生し，封建的な医療体制の中でも，医療ソーシャルワークが誕生する必然性があったことが理解できる。

（2）アメリカの医療ソーシャルワークの誕生

　アメリカでは，イギリスより遅れて1905年に，社会医学を学んでいた偉大な医師であるリチャード・キャボット（R. C. Cabot）によってマサチューセッツ総合病院（Massachusetts General Hospital）に医療ソーシャルワークが誕生した。キャボット博士は，名門ハーバード大学医学部を卒業後，ボストンのマサチューセッツ総合病院の外来診療部で貧困患者の診療に追われていた。彼は，診療を行っても，患者の生活環境のために治療効果が上がらず再発を繰り返すという現状の中で，苦悩にさいなまれ自己嫌悪に陥った。しかしそのような経験の中で，イギリスのアルモナーや疾病と社会環境との相互性を重視したフランスの結核アフターケアを研究し，疾病と経済状態などの社会環境の関連性に

気づき，診療に必要な情報を収集するソーシャル・アシスタント（のちに医療ソーシャルワーカーと呼ばれるようになった）の導入を考えた。最初のソーシャル・アシスタントのガーネット・イザベル・ペルトン（G. I. Pelton）は，結核患者に対して，家庭訪問を行い住宅改善に取り組み，サナトリウムの入所の援助などを行った。ペルトンが働きすぎで残念なことに結核を発病し退職した後，アイダ・キャノン（I. Cannon）が受け継いだ。彼女はもともと訪問看護師として仕事をする中で，貧困患者の生活実態を知り，それらの問題について関心をもち，ボストン社会事業学校で学んだ経験をもっていた。キャボット博士は，キャノンにマサチューセッツ総合病院で働くように声をかけて，キャノンは実に39年間働き続けることとなる。

　キャボット博士は，ソーシャルワーカーの相談に乗り，教育に力を注いだ。また，ソーシャルワーカーと協働することにより適切な診療が行われるようになったことを対外的に強調していた。キャボット博士が，病院にソーシャルワーカーを採用したことによって，封建的なイギリスと違い新天地アメリカにおいては，ニューヨーク市のベルビュー病院，バルチモアのジョン・ホプキンス大学附属病院に社会事業部が設立されるといったように発展していった。

　このようにアメリカの医療ソーシャルワークの起源において，「医療ソーシャルワーカーの父」と呼ばれたキャボット博士の努力による貢献は大きかったといえる。

2　日本の医療ソーシャルワークのあゆみ

（1）日本の医療ソーシャルワークの誕生

　日本の医療ソーシャルワークの起源については諸説があるといわれているが，多くの文献で紹介されているものとして，泉橋慈善病院の病院相談所が挙げられる。ただし，実際に相談を担当していたのは，上流婦人たちによる賛助婦人会で，専門職とはいえなかった。専門的な教育を受けた医療ソーシャルワークとしては，1926（大正15）年に済生会本部病院に済生社会部が設置されたのが最初である。キリスト教社会事業家の生江孝之がアメリカに行ったときにキャ

ボット博士とソーシャル・アシスタントの実践を調査して，ぜひ日本に導入したいと考えていたことが実を結び，彼が教鞭をとっていた日本女子大学で社会事業を学んだ清水利子を済生社会部に医療ソーシャルワーカーとして採用した。ところが，彼女の病気により長くは続かなかった。

　一方で，1929（昭和4）年に聖ルカ病院（現聖路加国際病院）に医療社会事業部が設置された。そのスタッフの中には，アメリカのシモンズ社会事業学校を卒業しマサチューセッツ総合病院でキャノンから専門的指導を受けた小栗将江（後の浅賀ふさ）も含まれていた。戦後，日本医療社会事業家協会の初代会長になった人物である。

　医療社会事業部では，結核の相談援助を行うにとどまらず，保健師と連携して家庭訪問も行っていた。1931年にはアメリカからヘレン・シップス（H. Shipps）を主任として迎え業務が充実していき，業務大要も作成されるが，その後は業務内容について太平洋戦争の影響で変化せざるを得ない状況になった。戦前に本格的な医療ソーシャルワークが発展していったのであるが，残念ながら戦争が激化する中で，他の病院に医療ソーシャルワークが拡大していくことはなかった。

（2）3か国の医療ソーシャルワークの誕生の共通点と相違点

　イギリス・アメリカ・日本の3か国の医療ソーシャルワークの起源をみてきたが，日本医療社会事業協会の元会長の児島美都子は，その共通点について以下のように指摘している。イギリス・アメリカ・日本の3か国はいずれも資本主義国家で，ある程度発展した独占への移行期に，医療社会問題が深刻化したことに対して，医療保障制度が確立される前の対応として，その解決を医療ソーシャルワーカーが担うことになった。その点で医療ソーシャルワーカーの活動の必然性があり存在意義もあるとしている[3]。

　次に相違点はどうだっただろうか。それは医療ソーシャルワーカーが誕生するときの契機の違いであるといえる。医療社会問題が深刻化したときに，イギリスではその対応に関わることができる COS の総幹事であったロックがアルモナーを配置することを考案した。また，アメリカにおいては，診療に関わっ

ていた一医師であるキャボット博士がソーシャル・アシスタントを採用する有用性に気づいた。しかし，日本の場合はそれまで相互扶助的に非専門家が対応してきたのを，キャボット博士の実践に影響された生江孝之や聖路加国際病院院長のトイスラー（R. B. Teusler）によって，その実践を模倣するところから始まった。

　その結果は，児島が指摘するように，イギリスにおいては社会事業の基盤から発生したため，医療内容より医療の外的な条件整備を重視し制度との関わりが強かった。一方でアメリカは医療活動の一環で，社会事業の技術が医療に取り入れられ，医療チームが重視された。そして，日本の場合，日本独特の医療基盤に発生したものは医療の場であるが医療とは切り離されていて，外来移入的なものとしてはアメリカの影響が強かった。[4]

（3）日本の医療ソーシャルワークの変遷

　戦後は GHQ の要請により保健所法が改正され，それと同時にモデル保健所の杉並保健所に医療ソーシャルワーカーが配置された。その後，他のモデル保健所，国立療養所，済生会病院，日本赤十字病院などに配置が進んでいった。当時，GHQ の影響で，アメリカの心理主義的なケースワーク技法の導入が厚生省により進められたが，アメリカと異なり当時の日本では結核患者を中心とした経済的な問題に対しての援助が中心になっていくことになった。

　また，職能団体として1950（昭和25）年に，愛知県医療社会事業家協会，岡山県医療社会事業協会が設立され，その後1953（昭和28）年に全国組織として，日本医療社会事業家協会が設立され，1958（昭和33）年には日本医療社会事業協会に名称変更された。日本医療社会事業協会における資格制度化運動は「医療福祉士法」試案を作成するなどの一定の成果はあったが，国家資格化は困難な状況であった。その一方で，1987（昭和62）年に社会福祉士及び介護福祉士法が制定され，厚生省は「医療福祉士仮称案」を提示するが日本医療社会事業協会の反対により資格化に至らなかった。その後，1997（平成9）年に，業務指針において医療ソーシャルワーカーに含まれる精神科医療ソーシャルワーカーも対象とした精神保健福祉士法案が成立した。その直後に開催された「医

療ソーシャルワーカーの在り方等に関する検討会」において，社会福祉士の受験資格に必要な実務経験として医療機関が認められ，2006（平成18）年には社会福祉士養成実習施設として病院，診療所，介護老人保健施設が認められた。また，従来から，「医療ソーシャルワーク論」「医療福祉論」などの科目が国家試験の指定科目ではなかったことが問題視されていたが，2007（平成19）年の法改正によって，それらの科目から読み替えができる「保健医療サービス」が新たな指定科目として加えられた。さらに現在は，カリキュラム変更により，本書のタイトルでもある「保健医療と福祉」に変更された。

　日本の医療ソーシャルワークは数々の困難があった中でも，先人の努力のおかげで一進一退の感はあるが，特に社会的な認知の面では着実に前進しているといえるだろう。読者のみなさんも後進として，ぜひ続いていただければと希望する。

注
(1)　イギリス・アメリカ・日本の医療ソーシャルワークの起源については，中島さつき（1980）『医療ソーシャルワーク』誠信書房を参照。
(2)　(1)と同じ，36頁。
(3)　児島美都子（1991）『新　医療ソーシャルワーカー論――その制度的確立をもとめて』ミネルヴァ書房，2～3頁及び8頁。
(4)　(3)と同じ，6～7頁。

参考文献
安達笙子・岡田洋一編著（2010）『保健医療サービスとソーシャルワーク』法律文化社。
大野勇夫（1998）『新　医療福祉論』ミネルヴァ書房。
川村匡由・室田人志編著（2011）『医療福祉論――これからの医療ソーシャルワーク』ミネルヴァ書房。
児島美都子（1991）『新　医療ソーシャルワーカー論――その制度的確立をもとめて』ミネルヴァ書房。
児島美都子・成清美治編著（2007）『現代医療福祉概論　第2版』学文社。
50周年記念誌編集委員会編／日本医療社会事業協会（2003）『日本の医療ソーシャル

ワーク史——日本医療社会事業協会の50年』日本医療社会事業協会。

佐藤俊一・竹内一夫編著（1999）『医療福祉学概論——統合的な「生」の可能性を支える援助の視点』川島書店。

杉本敏夫・岡田和敏編著（2004）『医療ソーシャルワーク』久美。

田中千枝子（2008）『保健医療ソーシャルワーク論』勁草書房。

中島さつき（1980）『医療ソーシャルワーク』誠信書房。

日本医療社会福祉協会編（2015）『保健医療ソーシャルワークの基礎——実践力の構築』相川書房。

日本社会福祉士会・日本医療社会事業協会編（2009）『改訂　保健医療ソーシャルワーク実践1』中央法規出版。

学習課題

① イギリス・アメリカ・日本の3か国における医療ソーシャルワークの起源と現状について調べて比較してみよう。

② 日本における医療ソーシャルワークの変遷について調べ，将来の日本における医療ソーシャルワークについて考えてみよう。

コラム　医療ソーシャルワークの起源と現状を比較して

　本章で学んだように，医療ソーシャルワークの起源をたどると，イギリス・アメリカ・日本でそれぞれの配属される契機となった理由は異なるものの，3か国ともソーシャルワークのニーズが病院に存在していたことがわかる。

　病院をはじめとした保健医療機関の利用者及びその家族にとって保健医療サービスを提供するだけでは解決できない問題が山積しているともいえる。傷病者にとって疾病との闘いがあると同時に，病気になったことによる心の不安や悩み，人間関係の難しさ，疾病に起因して起こる医療費・生活費などの生活困窮の問題，治療を続けること，もしくは障害が残ったことによる復学・復職などの社会復帰の課題など数え上げればきりがない。このように保健医療機関において，医療ソーシャルワーカーは必要不可欠である。その証拠に医療ソーシャルワーカーの起源における導入の契機は異なるものの，3か国とも医療ソーシャルワーカーが着実に増えていった。

　しかし，その中で日本はイギリス・アメリカに比べると増員のペースが遅れていた。国家資格ができることで増員されるという考えもあったが，結果的にはそのようにならなかった。そのような現状の中で，医療ソーシャルワークの実践が診療報酬に算定されることで，病院に新たにソーシャルワーカーが設置され増員につながるとの意見もあったが，反対に経済的に困っている利用者から相談することで，診療報酬により経済的負担を増やすことは本末転倒ではないかとの反対意見も生まれた。

　その後，国の財政上の問題から，入院期間を短縮し，社会的入院をなくすという政策が進められ，退院調整・退院支援について，退院支援が必要でない入院患者を含めて広く診療報酬の加算が算定されるようになった。その結果，社会福祉士有資格者の病院への配置が進み，飛躍的に医療ソーシャルワーカーが増加した。

　ただし，国の政策的な影響で，業務が退院支援に偏重するという問題も起こってきた。職能団体の医療ソーシャルワーカーを増やすという目標が達成された反面，以前のような利用者とその家族にとって本当に必要な業務を行っていた時代とは異なる現状ともいえるのではないだろうか。

第 12 章

保健医療領域における社会福祉士の役割と機能

　医療技術の高度化，医療機関の機能分化の進行，地域包括ケアシステムの推進に伴い，各医療機関は，医療倫理問題への対応，病院完結型の医療から地域完結型医療へとその機能と役割の変化が求められ，当然，保健医療領域で働く社会福祉士の役割と機能にも変化が求められている。

　本章では，保健医療領域における社会福祉士の役割と機能について，医療ソーシャルワーカーの業務指針の「業務の範囲」「業務の方法等」をもとに理解するとともに，適切なソーシャルワーク実践を展開するために必要な環境整備のあり方，さらに現代の医療福祉問題に対応していくための今後の保健医療領域における社会福祉士の役割と機能の課題について提示する。

1　医療ソーシャルワーカー業務指針策定の経緯

　わが国で最初の医療ソーシャルワーカーの業務指針が策定されたのは，1958（昭和33）年7月28日，厚生省公衆衛生局長通知「保健所における医療社会事業の業務指針について」（衛発第700号）であった。しかし，この業務指針は，アメリカでの医療ソーシャルワークを参考に当時の日本の実情に応じて，保健所のために策定された指針であった。その内容は，①医療社会事業の目的，②医療社会事業の発展，③医療社会事業の職務，④医療社会事業の方法，⑤保健所運営上の責任，附録第1保健所における医療社会事業家用参考綴「各種事業施設便益控」，附録第2保健所における医療社会事業家の職務内容案，追加附録第3モデル保健所医療社会事業講習会に出席した事業者の背景と訓練について

であった。

　長寿社会の到来，疾病構造の変化，医療の高度化などの背景をもとに，保健所だけでなく，病院，老人保健施設，精神障害者社会復帰施設等で働く医療ソーシャルワーカーを専門職として明確化するために，1988（昭和63）年7月，厚生省健康政策局に社会福祉・医療事業団理事長である金田一郎氏を座長とする，医療ソーシャルワーカー業務指針検討会が設けられた。1989（平成元）年2月には，新たな「医療ソーシャルワーカー業務指針」が取りまとめられ，同年3月30日に，厚生省健康政策局長名で提示された（健政発第188号）。

　その後，介護保険法制度の創設，医療法の改正による病床区分の見直し，病院の機能分化，さらに地域や家庭において患者が自立した生活を送るために，医療・保健・福祉の連携が求められることとなった。このような状況の中で，2002（平成14）年11月19日，厚生労働省健康局長通知（健康発第1129001号）により，改正「医療ソーシャルワーカー業務指針」が提示された。

2　医療ソーシャルワーカーの業務の範囲

　「医療ソーシャルワーカー業務指針」の内容は，「業務の範囲」「業務の方法等」「その他」から構成されている。本節ではまず，「業務の範囲」の各項目について説明していく。

　医療ソーシャルワーカーは，病院等において管理者の監督の下，「療養中の心理的・社会的問題の解決，調整援助」「退院援助」「社会復帰援助」「受診・受療援助」「経済的問題の解決，調整援助」「地域活動」の6つの業務を行うとされている。以下で一つずつみていこう。

（1）療養中の心理的・社会的問題の解決，調整援助

　何らかの傷病により，患者及びその家族は様々な心理的・社会的問題を抱える。具体的には，入院，外来通院もしくは在宅療養が必要となることにより，日常の生活が大きく変化，すなわちリロケーションダメージが生じることによる心理的問題，生活上，職業上の役割が遂行できなくなることにより，日々の

日常生活上の社会的問題が生じる。

　医療ソーシャルワーカーは，療養中の患者やその家族の心理的・社会的問題の解決や調整を支援する。

　療養中の心理的・社会的問題については，次のようなものが示されている。

---

①　受診や入院，在宅医療に伴う不安等の援助，心理的支援。

②　療養中の家事，育児，教育就労等の問題の解決援助。

③　在宅ケアサービス，介護保険等についての情報の整備，関係機関や関係職種等の連携により，在宅療養患者の環境整備をするためのサービス活用援助。

④　傷病や療養によって生じる家族関係等の葛藤の緩和，調整の援助。

⑤　患者同士や職員との人間関係の調整の援助。

⑥　学校，職場，近隣等地域での人間関係の調整の援助。

⑦　傷病の受容が困難な場合の問題の解決援助。

⑧　患者の死による家族の精神的苦痛の軽減・克服・生活の再設計の援助（グリーフケア等）。

⑨　患者会，家族会等の育成，支援。

（2）退院援助

　医療ソーシャルワーカーは，患者の退院・退所の際に，患者及び家族の心理的・社会的問題が生じることを理解し，心理的・社会的問題が生じることへの予防的・早期対応への視点をもちながら支援するとともに，退院・退所の選択肢について，患者に生じる諸問題を予測しながら説明し，相談に応じ，支援していく。

　退院援助の内容としては，次のものが示されている。

---

①　在宅サービス情報の整備，関係機関・職種との連携の下に，退院・退所後の生活及び療養の場の確保，サービス利用などについての検討及び援助を行う。

②　介護保険制度の説明及びその利用の支援を行うとともに，介護支援専門員等との連携により要介護認定，退院準備について関係者に相談・協議すること。

③　患者の傷病・障害の状況に留意して患者の多様なニーズを把握したうえで，退院・退所・転院後の継続的医療を保障し，地域の中での生活の援助，また他の医療機関，施設等の選定を援助すること。

---

④　転院，在宅医療等に伴う患者，家族の不安等の問題の解決を援助すること。
⑤　住居の確保，傷病や障害に適した改修等住居問題の解決を援助すること。

（3）社会復帰援助

　患者は，傷病などにより治療の継続，何らかの障害状況により，今までの学業や就労を継続することが困難となることがある。医療ソーシャルワーカーは，他の専門職との連携・協働により，患者の退院・退所後の学業や就労など社会活動にスムーズに社会復帰ができるように支援していく。

　社会復帰援助の内容としては，次のものが示されている。

①　患者の職場や学校と調整を行い，復職，復学を援助すること。
②　関係機関，関係職種との連携や訪問活動等により，社会復帰が円滑に進むように転院，退院・退所後の心理的・社会的問題の解決を援助すること。

（4）受診・受療援助

　入院，外来，在宅などにおいて，医療ソーシャルワーカーは，患者やその家族などに対して，受診・受療の援助を行う。受診援助は，患者の傷病の状況に応じた適切な医療機関などにつなげていく支援のことであり，受療援助は，患者の傷病の状況に応じた治療を受けられるように支援していくことである。

　受診・受療援助の内容としては，次のものが示されている。

①　生活と傷病の状況に適切に対応した医療の受け方，病院・診療所の機能等の情報提供等を行うこと。
②　診断，治療を拒否するなど医師等の医療上の指導を受け入れない場合に，その理由となっている心理的・社会的問題について情報を収集し，問題の解決を援助すること。
③　診断，治療内容に関する不安がある場合に，患者，家族の心理的・社会的状況を踏まえて，その理解を援助すること。
④　心理的・社会的原因で症状の出る患者について情報を収集し，医師等へ提供するとともに，人間関係の調整，社会資源の活用等による問題の解決を援助すること。

⑤　入退院・入退所の判定に関する委員会が設けられている場合には，これに参加し，経済的，心理的・社会的観点から必要な情報の提供を行うこと。

⑥　その他診療に参考となる情報を収集し，医師，看護師等へ提供すること。

⑦　通所リハビリテーション等の支援，集団療法のためのアルコール依存症者の会等の育成，支援を行うこと。

（5）経済的問題の解決，調整援助

患者は傷病などに罹患することにより，入院，外来，在宅で治療を受けることとなる。また，治療中及び治療後に心身に何らかの障害が生じることにより，患者及びその家族の生活や就労活動において制限が生じることがある。そのため，患者が医療費及び生活費に困窮する場合，医療ソーシャルワーカーは，社会保険をはじめとする社会保障制度を活用できるように援助することにより，医療費及び生活費の困窮状態の改善を図り，継続的な医療と生活を保障していく支援を行う。

（6）地域活動

医療ソーシャルワーカーの業務範囲は，個別の患者及び家族の支援にとどまらず，患者及び家族のニーズに合致したサービスが地域において提供されるよう，関係機関，関係職種等と連携し，地域の保健医療福祉システムづくりにも参画することが必要である。

地域活動としては，次のものが示されている。

①　他の保健医療機関，保健所，市町村等と連携して地域の患者会，家族会等を育成，支援すること。

②　他の保健医療機関，福祉関係機関等と連携し，保健・医療・福祉に係る地域のボランティアを育成，支援すること。

③　地域ケア会議等を通じて保健医療の場から患者の在宅ケアを支援し，地域ケアシステムづくりへ参画するなど，地域におけるネットワークづくりに貢献すること。

④　関係機関，関係職種等と連携し，高齢者，精神障害者等の在宅ケアや社会復帰について地域の理解を求め，普及を進めること。

3　医療ソーシャルワーカーの業務の方法等

　医療ソーシャルワーカーの業務指針において，保健医療の場において患者や
その家族を対象としてソーシャルワークを行う場合に採るべき方法・留意点と
して，「個別援助に係る業務の具体的展開」「患者の主体性の尊重」「プライバ
シーの保護」「他の保健医療スタッフ及び地域の関係機関との連携」「受診・受
療援助と医師の指示」「問題の予測と計画的対応」「記録の作成等」が示されて
いる。

（1）個別援助に係る業務の具体的展開

　患者及び家族への直接的な個別援助の展開過程として図12-1が提示されて
いる。これらの展開過程で留意すべき点は，患者及び家族との信頼関係を基盤
とすること，情報収集及びアセスメントにおいて他の保健医療スタッフ等から
の情報を加え，課題整理・分析を通して明らかにすること，さらに患者及び家
族の意思を適切に反映しているか継続的なアセスメントを行うことが提示され
ている。

（2）患者の主体性の尊重

　医療ソーシャルワーカーは，患者自身が自らの健康を守ろうとする主体性に
働きかけることが重要である。そのために，医療ソーシャルワーカーの業務指
針においては，次の点に留意することが示されている。

> ①　患者が適切に判断できるよう，患者の積極的な関わりの下，患者自身による状
> 　況把握や問題整理ができるように支援し，解決方法の選択肢の提示等を行う。
> ②　問題解決のための代行等は，必要な場合に限るものとし，患者の自律性，主体
> 　性を尊重する。

（3）プライバシーの保護

　保健医療の現場では，患者及び家族の傷病に関する情報だけでなく，経済的，

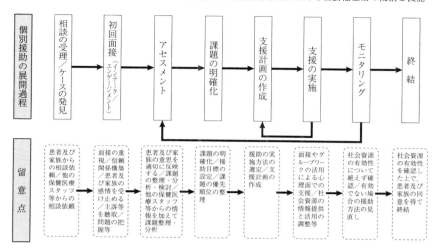

図 12-1　個別援助に係る業務の具体的展開過程

出所：筆者作成。

心理的，社会的な個人情報に関わるため，プライバシー保護は当然であり，守秘義務を遵守し，高い倫理性を保持することが求められる。そのため，プライバシー保護のために，業務指針においては，次の留意点について示されている。

① 個人情報の収集は援助に必要な範囲に限ること。
② 面接や電話は，独立した相談室で行う等第三者に内容が聞こえないようにすること。
③ 記録等は，個人情報を第三者が了解なく入手できないように保管すること。
④ 第三者との連絡調整を行うために本人の状況を説明する場合も含め，本人の了解なしに個人情報を漏らさないこと。
⑤ 第三者からの情報の収集自体がその第三者に患者の個人情報を把握させてしまうこともあるので十分留意すること。
⑥ 患者からの求めがあった場合には，できる限り患者についての情報を説明すること。ただし，医療に関する情報については，説明の可否を含め，医師の指示を受けること。

（4）他の保健医療スタッフ及び地域の関係機関との連携

　保健医療現場における医療ソーシャルワーカーは，患者に対しての支援を展

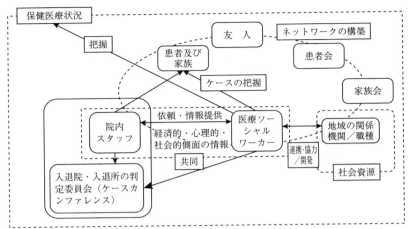

図 12-2 他の保健医療スタッフ及び地域の関係機関との連携における留意点
出所：筆者作成。

開する際に，医師の医学的判断を踏まえ，他の保健医療スタッフや地域の関係機関との密な連携・協働により実施していくことが重要である。そのため，業務指針においては，図 12-2 に留意することが示されている。

（5）受診・受療援助と医師の指示

　医療ソーシャルワーカーが業務を行うにあたっては，チームの一員として，医師の医学的判断を踏まえ，また，他の保健医療スタッフとの連携を密にすることが重要である。特に，受診・受療援助は，医療と特に密接な関連があるので，医師の指示を受けて行うことが必要である。そのため，業務指針においては，図 12-3 に留意することが示されている。

　受診・受療援助においては，医師やその他の保健医療スタッフ，患者及びその家族等からの指示・相談，医療ソーシャルワーカー自身による問題発見等にかかわらず，医師に相談し，指示を受けること，さらに受診・受療援助過程においても状況に応じて医師に報告し，指示を受けることも必要である。一方，医療ソーシャルワーカーは，社会福祉の専門職として，経済的，心理的・社会的観点から医師や他の保健医療スタッフへ意見を述べることも必要である。

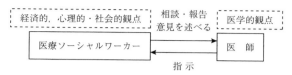

図12-3　受診・受療援助と医師の指示における留意点
出所：筆者作成。

（6）問題の予測と計画的対応

　退院支援加算（2020（令和2）年度より「入退院支援加算」へと改称）の創設，地域連携クリティカルパスの普及等により，入院早期からの医療ソーシャルワーカーの介入がシステムとして導入されている。業務指針においては，問題の予測と計画的対応について次の対応の必要性が示されている。

① 実際に問題が生じ，相談を受けてから業務を開始するのではなく，社会福祉の専門的知識及び技術を駆使して生活と傷病の状況から生ずる問題を予測し，予防的，計画的な対応を行うこと。
② 特に退院援助，社会復帰援助には時間を要するものが多いので入院，受療開始のできるかぎり早い時期から問題を予測し，患者の総合的なニーズを把握し，病院内あるいは地域の関係機関，関係職種等との連携の下に，具体的な目標を設定するなど，計画的，継続的な対応を行うこと。

（7）記録の作成等

　記録の意義は，担当医療ソーシャルワーカーの実践記録として，担当医療ソーシャルワーカーが不在の際の部署内の共有記録として，さらにアカウンタビリティ（説明責任）を果たすための根拠として，医療ソーシャルワーカーがスーパービジョンを受ける等の教育材料等として重要なものである。また，退院支援計画書の作成等，他の保健医療スタッフと共同して作成する記録も存在する。記録の作成の留意点について，業務指針においては，次の点が示されている。

① 問題点を明確にし，専門的援助を行うために患者ごとに記録を作成すること。
② 記録をもとに医師等への報告，連絡を行うとともに，必要に応じ，在宅ケア，

社会復帰の支援等のため，地域の関係機関，関係職種等への情報提供を行うこと。
その場合，プライバシーの保護に十分留意する必要がある。
③　記録をもとに，業務分析，業務評価を行うこと。

4　医療ソーシャルワーカーの業務に必要な環境整備

　医療ソーシャルワーカーの業務指針の「その他」においては，医療ソーシャルワーカーがその業務を適切に果たすために，「組織上の位置付け」「患者・家族等からの理解」「研修等」の必要性について示されている。

（1）組織上の位置付け

　多くの医療ソーシャルワークの部門について，「地域医療連携室」「地域連携室」「医療福祉相談室」「医療相談室」「患者相談室」等の名称で部門が設けられている。また組織上において，事務部門，診療部門，技術部門等，各医療機関でその位置付けも異なるのが現状である。

　いずれにおいても，診療部や保健医療スタッフとの連携がとりやすい位置付けであることが望ましい。

（2）患者，家族等からの理解

　医療ソーシャルワーカーの存在について患者及び家族等から理解を得られるように，パンフレットや院内掲示等により周知に努めることが必要である。その際には，医療ソーシャルワーカーの役割を説明するとともに，相談可能な時間や場所，連携機関等についての説明がなされていることも必要である。

（3）研修等

　医療ソーシャルワーカーは，複雑化・多様化する社会的問題に対応する知識と技術を身につけることが急務となっている。また，地域共生社会の実現への寄与も求められている。このような医療・保健・福祉をめぐる諸制度の変化や

諸科学の進歩に対応していくためには，常に最新の知識を基盤とした業務の適正な遂行，多様化する患者のニーズに的確に対応する観点から，社会福祉等に関する専門的知識及び技術の向上を図る姿勢を持ち続けることが必要である。

　2007（平成19）年に，専門社会福祉士の創出が「社会福祉士及び介護福祉士法等の一部を改正する法律」制定の付帯決議において提示され，日本医療ソーシャルワーカー協会では，2010（平成22）年より「認定医療ソーシャルワーカー」の認定が開始された。一方，2012（平成24）年に，認定社会福祉士認証・認定機構による「認定社会福祉士」制度がスタートした。また，2015（平成27）年に，救急認定ソーシャルワーカー認定機構による「救急認定ソーシャルワーカー」の認定資格も創設されている。

　いずれの認定制度も，一定の研修単位もしくはポイントを取得し，スーパービジョンを受ける・実施すること等を通して，専門性の維持・向上を目指した認定資格となっている。

　医療ソーシャルワーカーの職能団体である日本医療ソーシャルワーカー協会は，保健医療分野における社会福祉の専門家であることから，一定の医学知識の習得を含めた，経験年数や職責に応じた体系的な研修を構築し，医療ソーシャルワーカーの資質向上を図ることに努めている。

5　医療ソーシャルワーカーの役割と機能

　前節まで，医療ソーシャルワーカーの業務指針を概観することから，医療ソーシャルワーカーの業務の方法等について理解を深めてきた。本節では，あらためて，現代の医療福祉問題の状況を概観しながら，今後の医療ソーシャルワーカーの新たな役割と機能について提示する。

　わが国の医療ソーシャルワーカーを取り巻く社会状況には大きな変化が生じている。まず，近代化に伴って，わが国の人口動態は，多産多死から多産少死を経て少産少死型へと人口転換が進行している。また，疾病構造においても，疫学転換理論によれば，高齢者の急速な死亡率の低下を特徴とする退行性疾患遅延の時代と呼ばれている。さらにわが国の医療・福祉政策においても，医療

技術の進歩，病院の機能分化，地域包括ケアシステムの推進により，病院完結型医療から地域完結型医療，さらに地域連携へと医療機関そのものの役割と機能の変化が求められている。このような社会状況の大きな変化，国民の生活問題の複雑化・多様化は，保健医療分野における社会福祉専門職である医療ソーシャルワーカーの役割と機能が患者及びその家族の様々な生活問題に対して対応・支援していくことからさらに変化が求められている。

　今後の新たな医療ソーシャルワーカーの役割と機能として求められると考えられる次の5点について提示する。

　①　地域共生社会／地域包括ケアシステム構築への参画

　今後の保健医療機関は病院完結型医療から地域連携へと役割と機能の変化が求められている。そのため，医療ソーシャルワーカーには，保健医療機関における地域連携の要の機能を担う役割が期待される。そのため，医療ソーシャルワーカーは，地域の医療福祉課題への対応（アクションリサーチ等の活用）も意識して行っていくことが必要である。

　②　医療における倫理的課題への貢献

　医療技術の急激な高度化・進歩により，保健医療現場では多様な倫理的課題が生じている。倫理的課題としては，生命倫理，医療倫理，臨床倫理と3つの領域が存在するが，医師等の医療専門職だけではなく，多分野の叡智を結集し，学際的に取り組むことが求められている。倫理的課題の具体例として，終末期医療，生殖医療，移植医療等が挙げられる。このような倫理的課題に対して，医療ソーシャルワーカーは社会福祉専門職として提言する力をもつ必要がある。

　③　アドバンス・ケア・プランニング（Advance Care Planning：ACP）への
　　取り組み

　患者及び家族の人生の質（Quality of Life：QOL）を支援するという視点をもって，患者及び家族の終末期の治療やケアの選択，すなわち患者及び家族の意思決定支援を行っていくことが必要である。医療ソーシャルワーカーは，繰り返し患者及び家族の想いに丁寧に耳を傾け，意思を表明できるように支援するとともに，ACP の啓発にも貢献していくことが必要である。

④　患者の権利擁護

患者の自己決定権を実現するプロセスとして，インフォームド・コンセント（Informed Consent）から一歩進んだ概念として，インフォームド・チョイス（Informed Choice）が重要視されている。医療ソーシャルワーカーは，患者及び家族自身が医師等から提示された複数の治療方法，手段のメリット・デメリットに対し，自らの責任で，自らの意思で，自律的に選択・決定することを支援することが必要である。そのためには，患者及び家族が医師等の説明を理解できているかを確認し，深い理解のもと，患者及び家族の思いを代弁するとともに，各専門職の思いや判断をコミュニケーションを通してつないでいく役割を担う必要がある。

⑤　国民への健康予防意識の動機づけと保健・医療・福祉サービス利用教育
　　への貢献

退行性疾患遅延の時代において，生活習慣病の予防が重要となる。つまり生活習慣の改善を中心とした一次予防，健康増進や疾病予防である。若年期から，自身の健康を守るための生活習慣を身につけるための動機づけに働きかける実践も今後必要となると考える。さらに，わが国の社会保障制度等の知識教育と啓発への関与も必要であると考える。

参考文献

50周年記念誌編集委員会編／日本医療社会事業協会（2003）『日本の医療ソーシャルワーク史——日本医療社会事業協会の50年』日本医療社会事業協会。

日本医療社会福祉協会編（2015）『保健医療ソーシャルワークの基礎——実践力の構築』相川書房。

日本医療社会福祉協会編（2017）『保健医療ソーシャルワーク——アドバンスト実践のために』中央法規出版。

日本社会福祉士会・日本医療社会事業協会編（2009）『改訂　保健医療ソーシャルワーク実践1』中央法規出版。

日本社会福祉士会・日本医療社会事業協会編（2009）『改訂　保健医療ソーシャルワーク実践2』中央法規出版。

日本社会福祉士会・日本医療社会事業協会編（2009）『改訂　保健医療ソーシャル

ワーク実践3』中央法規出版。

学習課題

① 　医療ソーシャルワーカーの職能団体である「日本医療ソーシャルワーカー協会」
のウェブサイトを閲覧し，どのような研修体系が提示されているか調べてみよう。
② 　患者及び家族の意思決定支援における医療ソーシャルワーカーの役割について考
察してみよう。

~~~ コラム　終末期医療における MSW の役割と機能 ~~~

　Aさん（48歳）男性は，数千円のお札を握りしめて救急搬送されて来た。診察の結果，肺がんの末期状態であり，余命は数か月とみられた。Aさんは，一人暮らしで，新聞配達をして生計を立てていたが，数か月前からの体調の悪化により退職し，生活に困窮し，受診を控えていたことが明らかとなった。

　「お金がないから入院はできない」と頑なに入院拒否をするAさんに，医師からの依頼によって関わったB医療ソーシャルワーカーは，国民健康保険の一部負担金免除制度，生活保護制度等の活用について説明した。「入院できるんですか」と安堵したAさんは，入院治療を受けることとなった。

　B医療ソーシャルワーカーは，主治医や他の医療スタッフと連携をとりながら，病名の告知，治療内容の選択等への同席，心理・社会的な問題への対応を目的に継続的な面談を続けた。Aさんのこれまでの人生，死への不安，死後の始末等について丁寧に傾聴するとともに，Aさんの治療・ケアの選択の支援について，本人及びスタッフ間で繰り返し話し合いを行った。この過程で，Aさんから，疎遠となっていた家族に会いたいとの希望も聞かれた。

　B医療ソーシャルワーカーは，家族を探し，Aさんの希望を伝え，家族との再会が果たせた。Aさんは，家族へ謝罪し，死後の始末について託すことができた。その後，Aさんは，家族に囲まれ，静かに息を引き取った。

　医療ソーシャルワーカーは，入院を拒否する背景を明確にし（業務指針「業務の範囲」（4）受診・受療援助の②），治療の継続を保障（「業務の範囲」（5）経済的問題の解決，調整援助）した。さらに，主治医と連携しながら（「業務の方法等」（5）受診・受療援助と医師の指示），Aさんの療養中の心理的・社会的不安への対応を行う（「業務の範囲」（1）療養中の心理的・社会的問題の解決，調整援助の①⑦）とともに，治療・ケアの選択（「業務の方法等」（2）患者の主体性の尊重の①②）を支援した。さらに，家族関係の修復（「業務の範囲」（1）療養中の心理的・社会的問題の解決，調整援助の④）の支援，家族へのグリーフケア（「業務の範囲」（1）療養中の心理的・社会的問題の解決，調整援助の⑧）も重要な支援である。

　上記のように，自身の医療ソーシャルワーカーとしての実践を医療ソーシャルワーカーの業務指針に照らし合わせ，振り返る作業に取り組むことが必要である。

~~~

第13章

保健医療領域における社会福祉士の実践

　保健医療領域における事例は，患者の人生の過程で起こる出来事そのものともいえ，すべて個別性がある。その患者への支援がどのようになされたのかを知ることは，他の事例を理解することにつながり，医療ソーシャルワーカー（MSW）としての実践力を高めることに役立つ。本章では，保健医療領域における医療ソーシャルワーク実践に関する5つの事例を紹介する。MSW は，どのようにして患者の気持ちに寄り添い，どのような判断に基づき，どのような知識や技術を活用しているのか，想像力を大いに働かせて，事例を追求してもらいたい。

1　入院中の支援の実際

　Aさん（女性，56歳）は，運動神経系が少しずつ老化し，体が動かしにくくなっていく病気である筋委縮性側索硬化症（ALS）による呼吸困難の進行に伴い，気管内挿管（口や鼻からチューブを挿入する）や気管切開（のどを切開しチューブを挿入する）を必要としないタイプの人工呼吸法である非侵襲的陽圧換気療法を行い，介護保険サービスを利用しながら在宅療養を行っていた。今回，嚥下機能が低下してきたため，嚥下機能評価検査と言語聴覚士による嚥下訓練の目的で入院となった。

　今後の生活について，医師は主介護者である夫も持病があることから在宅療養の継続は難しいのではないかと，夫に長期入院を勧めたが，夫は住み慣れた自宅で妻と一緒に暮らすことを望んでいた。医師は夫の在宅療養への強い思い

を尊重し，自宅での療養環境の整備に向けて MSW に介入を依頼した。MSW はまずAさんとベッドサイドで面接を行った。MSW は，「旦那さんは，Aさんがご自宅へ退院されることを希望されています。Aさんはどのようにお考えですか？　Aさんもご自宅での療養を希望されますか？」と聞いたところ，Aさんは首を横に振った。「何か心配なことがあるのですね？」の問いに，Aさんはうなずいた。

　Aさんの心配は，「このままの状態で自宅に帰っても何もできない」「夫に迷惑をかけたくはない」「言語に頼るコミュニケーションができなくなることに備えて取り組んでいる文字盤の練習やパソコンによる意思伝達装置の訓練をしても意味がないように感じてしまう」というものだった。Aさんは患者会に入会しており，患者会スタッフとの面接や会報誌を通じて，全国の ALS 患者の頑張っている姿に励まされ，Aさん自身も一時は頑張ろうという気持ちになるものの，なかなか生活は変えられず，心理的に外出しようという気持ちにもなれず，「ただ，何もしないで，このまま死ぬのだろうなぁ……」とばかり考える日々が続いた。また，医師から胃ろう（胃に小さな穴をあけお腹にカテーテル（管）を取り付けることで，口を介さず直接栄養を摂取する栄養補給方法）や人工呼吸器を使うことによって長く生きることができることは聞いたが，夫と二人暮らしではそこまでできないし，したくないと考えていた。MSW は，Aさんとの面接を重ねていく中で，Aさんが生きようとする意欲を失いかけているのではないかと感じた。

　そのため，まずはこのようなAさんの気持ちを支持的態度で傾聴し，Aさんの生きようとする気持ちを引き出すために継続して関わり続けていくこととグループダイナミクスを活用したエンパワメント・アプローチとして，患者会活動への参加を支援の目標とした。病院を会場とした「ALS の集い」の開催に向けて，MSW は患者会スタッフや保健所と院内チームとが協働して準備できるよう連絡調整を進め，Aさんの「集い」への参加につなげることができた。「集い」に参加した後の面接で，Aさんは MSW に対し，次のように語った。

　「参加してみて良かった。みなさんのお話を聞いて本当に元気をもらった気持ちです。ああ，こういう考え方もあるんだなぁって。私は単純な人間なんで

すかね，素直に心に入ってきた感じなんです。これまでの病院ではいつも，治らないから，悪くなったときにそこだけ何とかすることだけでした。治らないのは私もわかっています。でもなんか違う生きる喜びとか，生きたいと思う気持ち，頑張ろうと思う心というか，そんな気持ちにはさせてくれませんでした。『集い』では他の患者さん，病院スタッフのみなさんの前向きな考え方を聞いて，今は，後悔しないで人生を終わりたいと思っています。だから，こちらの病院でお世話になって，今は，リハビリの先生からの意思伝達装置の練習にも積極的に取り組めるようになりました。最近，だんだん，話しづらくなっているのを自覚しています。（MSW に対して）市役所での（意思伝達装置の）補装具費の給付手続き，進めてくださいね」。

　根治が望めず，症状や身体障害が進行し，慢性の経過をたどる患者及び家族に対する支援においてはナラティブ・アプローチが有効である。ナラティブ・アプローチは，社会構成主義に基づく精神療法，すなわち治療的対話として発展してきたが，カウンセラーなど専門家によるアプローチの他，当事者同士のピア・カウンセリング機能を重視したナラティブ・アプローチによる実践は，当事者の当事者による当事者のためのコミュニティを形成していることが大きな特徴である。こうしたコミュニティの形成は，本事例で示したような当事者自身の共同活動による問題・課題解決のみならず，社会的・政策的な対策推進のためのソーシャル・アクションとしても機能するものとなっている。そのため，MSW は，こうした当事者自身のセルフヘルプ活動を支援し，エンパワメントを促進するための基盤づくりとして，患者会やセルフヘルプグループの支援を積極的に展開していくことが求められる。

2　退院支援の実際

　Ｂさん（男性，79歳）は，10年前から高血圧を指摘され，月１回の外来受診により降圧剤を処方されていた。ある日，自宅の玄関先で豆の皮むきをしていたところ，右半身の脱力が出現し言葉も話しにくくなった。妻が気づいて救急

車で搬送されたが，病院に着くころには症状が悪化していた。CT 検査の結果，脳梗塞と診断され保存的治療（手術は行わずに症状改善，緩和を目指す治療方法）が行われた。入院から1か月後，回復期リハビリテーション病棟に転棟し，2か月後の退院を目指して，リハビリテーションを行っている。

　Bさんは，妻と長男との3人暮らしである。妻は半年前の大腿骨頸部骨折以来，杖歩行である。Bさんの入院後，一人で家事をする際に判断できず混乱することが多く見受けられた。当初は，夫の入院が心理的にダメージを与えているのかと思われたが，物忘れも目立ちはじめ認知症が疑われている。これまでBさんは畑仕事の傍ら家事についても積極的に担い常に夫婦で行動していたので，妻の認知症が目立たなかったのかもしれない。妻一人で家にいる時間が増え，ひきこもりのような生活になっていたため，デイサービスを週2回利用するようになった。息子は勤務先が自宅から車で2時間程度かかるため帰宅が遅い。Bさんの入院前は家事についても親任せであったが，母親に代わり家事をするなど生活が一変した。

　2か月後の退院に向けて，MSW はBさん家族との信頼関係を形成しながら相談援助面接を重ね，退院後の意向を確認していった。Bさん本人は，「自分が退院すれば，妻も落ち着くはずだし，ふたりで協力し合えばサービスを使わなくても暮らしていけるのではないかと思う。車の運転ができないと困ると思って気がかりである。今はいろんな人の手を借りているけど，退院するころにはもっと良くなるだろうし，慣れた家なら大丈夫，やっていけると思う。食事も二人で協力すれば，もとのように妻が作ってくれるはず」と話した。

　妻は「夫には早く帰ってきてほしい。そうしたらデイサービスに行かなくてもよくなる。デイサービスは息子に言われてしぶしぶ通っている」とのことだった。息子は，「父親が，どのくらいの後遺症で退院するかが気になっている。自分は家に不在の時間が長いので，留守中，両親が安全に暮らせるのか心配だ。父が入院してから，週末のスーパーで買い出しと家の掃除をするようになった。自分ができるのはこのくらいまでで，風呂に入れるとかそういう世話までは無理」と話した。このように，MSW は退院後の本人及び家族の意向を聞き取りながらアセスメントを行っていき，退院後の療養及び介護について家

族のみで解決しようとする，何とかなると楽観的に考える傾向があり，一方で，サービス利用に対して否定的であると評価し，退院に向けた支援として，病棟看護師，リハビリスタッフによる介護指導，介護保険サービスの利用促進のための相談援助面接の継続，住宅改修に向けた家庭訪問を支援方針とした。

　Bさんの退院に向けて，MSW はまず介護保険制度の手続きをはじめ，居宅介護支援事業所を紹介するとともに，病棟で要介護認定調査を行い，要介護2の判定を受けた。その結果を受けて，MSW は介護支援専門員とともに，Bさんのケアプラン作成に向けてBさんの在宅生活状況と問題点を明らかにするための家庭訪問を行い，住宅改修，介護用ベッドと車いす貸与，居室をトイレ直近の部屋に移すこと，通所リハビリの利用を計画した。Bさんの一時退院の日に合わせて，病院の理学療法士，住宅改修業者と介護支援専門員との同行訪問により，住宅改修の必要性や介護用ベッドの配置場所の確認，使用方法について，Bさんと妻と息子とで打ち合わせを行った。その後，介護支援専門員，住宅改修業者，病院の理学療法士，看護師を含めて，自宅訪問の状況を踏まえて退院前カンファレンスを開催し，Bさん本人に対する支援とともに妻の認知症に伴う生活障害，また息子の介護と仕事の両立への対応も合わせて検討していくことが必要と判断された。そのため，MSW はBさん家族の同意を得たうえで，地域の民生委員と地域包括支援センターの社会福祉士にBさん家族のソーシャルサポートネットワークの形成を依頼した。

　病院からの退院にあたっては，在宅生活へ円滑に移行できるように，介護支援専門員，理学療法士や住宅改修業者による居住環境の評価が重要となる。また，地域包括ケアの観点から考えれば，退院後の支援は，入院前，あるいは入院と同時に始まっているといえ，入院前，入院時から予後予測を関係者で共通理解し，病気の回復の程度に応じた支援が重要となる。さらに，退院に伴って生じる新たな生活ニーズを退院前カンファレンスで想定し，サービス提供をプランニングするだけでなく，インフォーマルな支援のネットワークを構築することも求められる。

　本事例では，回復期リハビリテーション病院の MSW が，退院の見込みが

明らかになった時点で，退院後の生活状況の見通しを立て，居宅介護支援事業所を紹介し，在宅生活への移行の準備を始めたこと，退院に備えて，事前に理学療法士（PT），住宅改修業者及び介護支援専門員により，Ｂさんの一時退院の日に合わせて，自宅を訪問し，退院後の在宅生活へ円滑に移行できるように配慮したことにより，退院から在宅生活への円滑な移行が可能となった。さらに，妻の認知症や息子の仕事の継続などＢさん家族の多様な生活問題への対応を視野に入れた地域におけるソーシャルサポートネットワークの形成のための一助を MSW が担ったこともＢさんの在宅生活の安定につながった要因と考えられる。

3　認知症患者への支援の実際

　Ｃさん（女性，77歳）は，結婚歴がなく若いころから東京で暮らしていた。2年前にアルツハイマー型認知症の診断を受けた。認知症の進行が明らかになってきて，一人暮らしが困難となってきたことから，他県で暮らす姪夫婦とその息子と同居することとなった。東京の病院からの紹介により当院に外来通院することになり，MSW は，当院初診時からＣさんと姪との面接を行ってきた。Ｃさんの認知症の症状は軽度という印象であり，初回面接時にはＣさんの主訴は，「姪夫婦に迷惑をかけたくない。一人で暮らせるアパートはないか。老人ホームで暮らすことも考えている」というものだった。姪は「別に迷惑とは思っていない。できることは何でもしてあげたい。本人が望んでいるなら老人ホームへの入所申込も良いと思う」と言うので，Ｃさんと姪との関係性は良好という印象を受けた。

　その後，だんだん姪から電話による相談面接や相談室面接を受ける回数が増えていった。理由は，「認知症が進んでいるようだ」「徘徊などの問題が大きくなってきており，目が離せない」「家を出て行方がわからなくなり警察に保護された」「施錠しておいてもすごい力でドアを蹴飛ばしてしまう」などの声が聞かれるようになった。外来での内服薬の調整を進め，さらに地域包括支援センターの社会福祉士につないだ。介護保険の手続きなど一通りの在宅介護に関

する準備を進めていった。このような状況がしばらく続く中，姪の様子はCさんの介護が大変ながらも明るく振る舞っているように見えた。「息子に悪影響を与えているのではないか心配だ」という姪の言葉が気がかりで頭を離れなかったが，そのことについての対応を行うことはなかった。姪との面接が続き，数か月が経ち，有料老人ホームへの入所が決まったという連絡とほぼ時を同じくして，姪の夫がCさんの首を絞めるという事件が起きた。息子が不登校になり，部屋に閉じこもり家庭内暴力をするようになった原因は，認知症のCさんがいるからだと思い込み，Cさんに対する憎しみから犯行に及んだのであった。

　介護という行為は，「ケアする側」と「ケアを受ける側」という二者間の関係性のみによって成り立っているとは限らず，家族全体として，あるいは社会的に構成されているという認識に立つことがMSWには求められる。本事例でいえば，認知症の高齢者と主介護者である姪という関係性のみを対象としたことにより，姪の「大変な割には明るく介護を担っている」という印象からMSWが安心してしまったということは否めない。実際には世帯主である姪の夫，さらに子ども（Cさん本人にとっては姪の子）との関係性への視点は欠けており，家族全体としての関係性の歪みに気づくことができなかったのである。

　家庭で虐待などの行為を行っている者が，介護に対する否定的な感情や心理的な悩み，あるいは怒りなどの情緒的な側面を十分に表現できた場合には，虐待などの行為を行っている当事者が虐待の起きている現実こそが問題であると認識するようになり，家族内システムや家族同一性の関係修正につながると考えられている。そのため，MSWには，ストレス要因となるものを表現できるような働きかけを行う，あるいはそのような機会を定期的に設けるなどの家族支援が求められる。

4　看取り支援の実際

　Dさん（男性，66歳）は，飲食店を経営しながら，一人暮らしをしている。妻は4年前に他界，長男と長女は県外で暮らしている。Dさんは，長男・長女

とはもともとあまり関係性が良くなかったが，妻が亡くなった後は，さらに疎遠となっていた。

　半年前，検査目的で入院していた病院にて，進行性肺がん，骨転移と診断され，化学放射線療法（放射線治療と抗がん剤治療を併用する治療法）を受けた。Ｄさんは妻とともに営んできた飲食店で馴染みのお客さんと過ごす時間を何よりも大切にしており，今年も恒例の忘年会を店で行いたいと希望し，在宅医療及び訪問看護などの支援を受けるために，店に近い地域密着型ケアミックス病院へ転院し，MSW が今後の支援計画についてＤさん自身と相談援助面接を行っていた。Ｄさんの意向は，延命治療を望まず，在宅療養の準備が整ったら退院して，できるかぎり店に立ち，お客さんとの時間を大事にしたいとのことだった。

　MSW は，院内の多専門職種によるカンファレンスを開催し，退院後の在宅支援チームが配慮すべきこと，在宅での療養が困難になった際には，病院の緩和ケアチームで支援すること，がん患者の支援の経験のある介護支援専門員に要介護認定の手続きを依頼することなどが確認された。1 か月後，MSW は，在宅緩和ケア充実診療所を介護支援専門員とともに訪問し，医師に，単身者であるが，できるかぎり在宅での最期を希望していること，在宅療養が困難だと判断されたときには，病院で受け入れが可能であることを伝えた。そして，医師より，連携が可能な訪問看護ステーションが紹介された。

　Ｄさんが退院した翌日，サービス担当者会議がＤさんの店で開催され，在宅緩和ケア充実診療所の医師，訪問看護師，訪問介護職員，介護支援専門員，MSW，長女が参加した。Ｄさんは，家族に負担をかけないように，自宅で最期の時間を過ごしたいこと，できれば常連さんと交流したいとの意向を表明した。長女は，緊急のときはできるだけ帰省する，毎日電話で様子を確認すると話した。在宅緩和ケア充実診療所では，緊急時や夜間，休日，深夜を問わない往診による疼痛や症状の緩和，訪問看護師は訪問や電話での病状管理や体調管理，訪問介護職員は家事支援と排泄介助を担当することが確認された。また，今後，身体状況や症状の変化が想定されるため，常連客と近隣の人たちに声かけをして，公的サービスを利用しない日に可能なかぎりの訪問を依頼することとした。

　Dさんの症状は進行し，歩行も困難となり車いすを使用するようになった。調理もできなくなったが，店には常連客がほぼ毎日来てくれて，小食になっていたDさんの口に合うものを届けてくれたりするなど交流は続いた。その後，終日ベッド上での生活が多くなったため，看護や介護の見直しを行うため，MSWの呼びかけで，医師の往診時に合わせて，Dさん宅でサービス担当者会議が開催された。介護支援専門員，訪問看護師，訪問介護職員，常連客が参加した。医療的な対応や排せつ介護の回数を増やすことにした。そして，夜間等の急変への対応が課題となったが，Dさんは「携帯電話で連絡するし，自分で望んだことなので，覚悟はしている。このままここで過ごさせてほしい」と語った。MSWは，現状とDさんの思いを伝えるため長男と電話にて話した。長男は，Dさんの思いと常連客らの支援に感動し，長男として悔いのない務めを果たしたい，知らなかった父親の生きざまにふれたいとの思いから，介護休暇を取って帰省した。臨終が近いことを判断した診療所の医師の勧めで，他の家族も帰省し，最期を一緒に過ごすことができた。Dさんは長男たちに，「家族の思い出のつまった家で死にたいという気持ちを大事にしてくれて，ありがとう。自分の人生は多くの人に支えられてきたことをあらためて知ることができた。悔いのない人生だった。天国のお母さんに伝えるよ」と告げ，息を引き取った。

　看取り支援におけるMSWの役割としては，まず，在宅療養に必要な支援者を的確に見極め，支援チームの組織化を図り，生命の尊厳と価値ある人生への敬意をもって，その人の人生の最期に向き合う仕事であることを共通認識し，行動レベルで関わっていこうとする気運を醸成していくことが求められる。本事例では，Dさんの「延命治療を望まず，早期の退院ののち，最期まで自宅での療養生活を希望する」という自己決定支援をゆるがない共通目標とし，それぞれの支援者は自らの役割を遂行することができた。こうしたMSWによるチームづくりを基盤として，単にDさんの医療や介護サービスの調整をするだけではなく，人生の質（QOL：Quality of life）を考慮し，家族や常連客も支援者チームとして位置づけ，入院時から退院，そして臨終に至るまで一貫してDさんの人生に関わることができた。

　本事例のような単身者の在宅での看取りは，今後増えていくことが予想される。在宅での緩和ケアが可能な医師や訪問看護師が地域に少ないことや，病院の MSW として在宅支援にどこまで関わることが可能か，病院の理解や協力を得ることが難しいなど課題は多い。そのため，MSW は，在宅看取りのための支援体制の整備や新たな社会資源を開発できる能力の修得を求められている。

5　災害支援の実際

　Eさん（男性，79歳）は，5年前に ALS の診断を受けた。ADL（日常生活動作）は全介助，気管切開して人工呼吸器を使用しており，頻回な痰の吸引が必要な状態である。家族構成は，妻と娘夫婦との同居であるが，日中は妻のみとなる。半月ごとに介護保険サービスやインフォーマル・サービスを活用しながらの在宅療養とレスパイト及びリハビリ目的での入院療養を繰り返していた。そして，Eさんが在宅での療養をしているときに震度7の大地震に遭遇した。本震があったときはちょうど訪問入浴サービスを受けている最中であったため，妻の他にヘルパー2名と看護師1名がEさん宅にいたが，この訪問入浴サービスの事業所と病院との間で緊急時の対応についての取り決めがなされていなかったことから，安否確認やその後の対応について，病院に連絡し，指示を仰ぐことをせずに，妻の「大丈夫です」の言葉を受け，他の利用者宅へ行ってしまい，妻は一時パニック状態になってしまった。すぐに近くで勤務中の娘が家に駆け付けたが，呼吸器のトラブルに気づかず，危険な状況があったが内部バッテリーが90分間作動して何とか難を逃れた。自宅の車庫が倒壊してしまったため自家用車での病院搬送は困難であり，さらに救急隊も全車出動していたためEさん宅に到着するには相当な時間がかかるとのことであった。そのとき，偶然にもAさん宅の前を通ったパトカーを娘が必死に追いかけ，呼び止め，事情を説明して，Eさんをパトカーに乗せてもらうことができたことで，ようやく病院までたどり着くことができた。

　Eさんを襲った大地震の後，MSW は所属する病院を管轄する保健所管内でEさんのように医療依存度の高い在宅の患者に関する災害時の支援のあり方を

関係機関及び関係職種が共有するため，ケースカンファレンスを随時開催し，事例検討を行う仕組みを地域で立ち上げた。災害時には，住所地や家族構成などにより被災状況や避難先が異なるため，全体に共通する対策を講ずることは難しく，個別の対策を講ずることが求められるため，個別事例の検討を積み重ねたうえで，保健所保健師とともに災害時個別支援計画を作成するようにした。

　Eさんのように人工呼吸器など医療依存度の高い患者については，災害時避難計画個人票もあわせて作成した。この避難計画個人票によって，患者及び家族の具体的な避難目安が明確化された。人工呼吸器の中には，Eさんのように，停電時でも90分作動する内部バッテリーが内蔵されているものもあるが，非侵襲的人工呼吸療法の場合では，内部バッテリーがなく，外部バッテリーを自費で購入しておくことが必要であるため，自家用車やポータブル発電機などで対処することもある。いずれにしても，停電の復旧が不明な状況では，迅速に非常時電源のある病院への避難入院が必要である。この避難計画個人票を関係機関で共有することによって，救急隊と病院との連携が促進され，スムースな避難入院の受け入れシステムが機能できるようになった。

　その後，Eさんの症状が悪化したため，長期入院を余儀なくされたが，妻と娘夫婦の在宅で過ごさせてあげたいという思いもあり，娘夫婦の都合がつくときに合わせて，一時外泊をする形で療養生活を送っていた。そして，一時外泊中に，再び震度6強の大地震が起こった。本震の直後，保健所からの電話連絡ができなかったため訪問看護ステーションに依頼し，訪問看護師が15分後に直接自宅を訪問し，安否確認を行うことができた。Eさん宅のライフラインはすべて寸断していた。人工呼吸器は転倒したものの，内部バッテリーにより作動できていた。Eさんは自宅2階の居室にいたが，停電でホームエレベーターが停止したため1階へ移動ができない状況だった。そのため，訪問看護師が救急隊員へ連絡し，地域ネットワーク会議での打ち合わせ及び災害時個別支援計画（災害時個別避難計画個人票）に基づき，救急隊員と訪問看護師により2階から1階へEさんを移動させるとともに病院MSWへ入院調整の連絡を行った。依頼を受けたMSWは医師と病棟看護師に連絡して受け入れ準備を行い，本震から30分での避難入院が可能となった。

　Eさんのように人工呼吸器など医療依存度の高い ALS 患者の在宅ケアの事例は増えてきているが，停電時の対応などが十分とはいえない状況の中で在宅医療が促進されている。そのため，在宅患者は少なからず不安を抱えながらの療養生活を余儀なくされているのが実情である。この事例では，一度目の大地震での支援の失敗を踏まえて，地域関係者間での災害時支援をシステム化していたことが奏功して，二度目の地震ではスムーズな避難目的の入院受け入れが可能となったが，これらの活動は公的な制度・事業として行ってきたことではなく，担当者が自発的に独自に実践してきたことであり，法的に裏付けのある活動ではなかったため課題が多いものであった。さらに，災害時の支援については自治体によって温度差があることも指摘されている。そのため，地域完結型医療が目指されている今，病院の MSW には，在宅患者の災害時支援を法的に位置付け，制度として実効力のある確実な取り組みとするために，地域防災計画の災害時要援護者支援のあり方を見直すよう行政に働きかけ，この事例のように，避難入院のための関係機関との連携・協働の仕組みをシステムとして開発するなどの地域活動を促進していくことが求められる。

参考文献

小口将典・木村淳也編著（2021）『ソーシャルワーク論——理論と方法の基礎』ミネルヴァ書房。

川村博文（2016）『患者とともに——寄り添う医療ソーシャルワーク』新潮社図書編集室。

日本医療社会福祉協会編（2015）『保健医療ソーシャルワークの基礎——実践力の構築』相川書房。

バイスティック，F. P.／尾崎新・福田俊子・原田和幸訳（2006）『ケースワークの原則——援助関係を形成する技法　新訳改訂版』誠信書房。

学習課題

　各事例を読み返し，エコマップを描いたうえで，登場人物がどんな気持ちをもち，どんな表情をしているかなど，想像して言葉に書き出してみましょう。

コラム　省察学習のすすめ

　私たち医療ソーシャルワーカーには，実践現場の中に潜んでいる実践知を言葉にして，医療ソーシャルワーカーが患者さんと環境に関わることの意味をよりいっそう社会に示していくことが求められるようになってきました。

　省察的実践家の適用例としてソーシャルワーカーが想定されているように，そもそも省察的思考のプロセスとソーシャルケースワークの問題解決のプロセスはよく似ています。つまり，日々の業務は，省察的思考の連続性をもとに成り立っており，ソーシャルワーカーは省察的実践家として社会的に機能しているということもできます。では，何が問題なのでしょうか。それは，たとえば，わが国ではスーパービジョンが根付きにくいといわれているように，問われるべきは，省察的実践を下支えする学習環境の脆弱さなのかもしれません。省察学習のためには，自己を客観化・言語化することによる振り返り，対話と他者評価，グループ討議の場が必要です。そのため，省察学習の具体的な手順を明らかにし，ソーシャルワーカーの省察学習システムを地域の実情に即した形で構築していくことが大切なのだと思います。そして，省察学習の成果を言葉にして発信していくことで，患者さんとソーシャルワーカーとの協働関係が育まれ，パワーウィズ（power with）の相互依存の関係性へとシフトチェンジできるはずです。この関係性の積み重ねは，地域の中に「私たち」という感情（we-feeling）を芽生えさせることでしょう。

　この感情は，支援を「する」「される」の関係性を超えて，相互実現型自立を中心的価値とするケアリング・コミュニティを創ろうとするときに，欠かすことのできないものです。このようにソーシャルワーク実践と省察学習により導き出された当事者との協働を志向する姿勢を価値基盤として，患者さんを含む地域住民との共同主体的関係性を再構築していくプロセスに参画していくことは，少なからずソーシャルワーカーが力を発揮できるところなのかもしれません。

巻末資料

医療費の動向

厚生労働省『令和3年版厚生労働白書 資料編』32頁

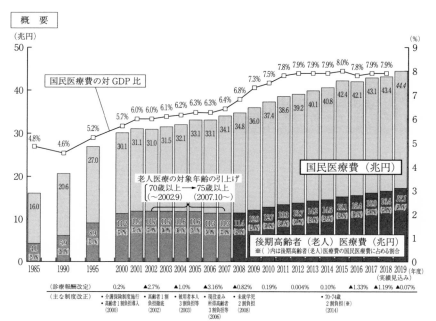

〈対前年度伸び率〉 (%)

	1985 (S60)	1990 (H2)	1995 (H7)	2000 (H12)	2001 (H13)	2002 (H14)	2003 (H15)	2004 (H16)	2005 (H17)	2006 (H18)
国民医療費	6.1	4.5	4.5	▲1.8	3.2	▲0.5	1.9	1.8	3.2	▲0.0
後期高齢者(老人)医療費	12.7	6.6	9.3	▲5.1	4.1	0.6	▲0.7	▲0.7	0.6	▲3.3
GDP	7.2	8.6	2.7	1.2	▲1.8	▲0.8	0.6	0.7	0.8	0.6

2007 (H19)	2008 (H20)	2009 (H21)	2010 (H22)	2011 (H23)	2012 (H24)	2013 (H25)	2014 (H26)	2015 (H27)	2016 (H28)	2017 (H29)	2018 (H30)	2019 (R1)
3.0	2.0	3.4	3.9	3.1	1.6	2.2	1.9	3.8	▲0.5	2.2	0.8	*2.4*
0.1	1.2	5.2	5.9	4.5	3.0	3.6	2.1	4.4	1.6	4.2	2.5	*3.9*
0.4	▲4.0	▲3.4	1.5	▲1.1	0.1	2.6	2.2	2.8	0.8	2.0	0.1	—

(注) 1. GDPは内閣府発表の国民経済計算による。
　　 2. 2019年度の国民医療費（及び後期高齢者医療費。以下同じ。）は実績見込みである。2019年度
　　　　分は，2018年度の国民医療費に2019年度の概算医療費の伸び率（上表の斜字体）を乗じることに
　　　　よって推計している。
(※)　70-74歳の者の一部負担金割合の予算凍結措置解除（1割→2割）。2014年4月以降新たに70歳に
　　　達した者から2割とし，同年3月までに70歳に達した者は1割に据え置く。

ソーシャルワーカーの倫理綱領

社会福祉専門職団体協議会代表者会議
2005年1月27日制定
日本ソーシャルワーカー連盟代表者会議
2020年6月2日改訂

前　文

　われわれソーシャルワーカーは，すべての人が人間としての尊厳を有し，価値ある存在であり，平等であることを深く認識する。われわれは平和を擁護し，社会正義，人権，集団的責任，多様性尊重および全人的存在の原理に則り，人々がつながりを実感できる社会への変革と社会的包摂の実現をめざす専門職であり，多様な人々や組織と協働することを言明する。

　われわれは，社会システムおよび自然的・地理的環境と人々の生活が相互に関連していることに着目する。社会変動が環境破壊および人間疎外をもたらしている状況にあって，この専門職が社会にとって不可欠であることを自覚するとともに，ソーシャルワーカーの職責についての一般社会および市民の理解を深め，その啓発に努める。

　われわれは，われわれの加盟する国際ソーシャルワーカー連盟と国際ソーシャルワーク教育学校連盟が採択した，次の「ソーシャルワーク専門職のグローバル定義」（2014年7月）を，ソーシャルワーク実践の基盤となるものとして認識し，その実践の拠り所とする。

> ソーシャルワーク専門職のグローバル定義
> 　ソーシャルワークは，社会変革と社会開発，社会的結束，および人々のエンパワメントと解放を促進する，実践に基づいた専門職であり学問である。社会正義，人権，集団的責任，および多様性尊重の諸原理は，ソーシャルワークの中核をなす。ソーシャルワークの理論，社会科学，人文学，および地域・民族固有の知を基盤として，ソーシャルワークは，生活課題に取り組みウェルビーイングを高めるよう，人々やさまざまな構造に働きかける。
> 　この定義は，各国および世界の各地域で展開してもよい。(IFSW；2014.7)※注1

　われわれは，ソーシャルワークの知識，技術の専門性と倫理性の維持，向上が専門職の責務であることを認識し，本綱領を制定してこれを遵守することを誓約する。

原　理

Ⅰ（人間の尊厳）　ソーシャルワーカーは，すべての人々を，出自，人種，民族，国籍，性別，性自認，性的指向，年齢，身体的精神的状況，宗教的文化的背景，社会的地位，経済状況などの違いにかかわらず，かけがえのない存在として尊重する。

Ⅱ（人権）　ソーシャルワーカーは，すべての人々を生まれながらにして侵すことのできない権利を有する存在であることを認識し，いかなる理由によってもその権利の抑圧・侵害・略奪を容認しない。

Ⅲ（社会正義）　ソーシャルワーカーは，差別，貧困，抑圧，排除，無関心，暴力，環境破壊などの無い，自由，平等，共生に基づく社会正義の実現をめざす。

Ⅳ（集団的責任）　ソーシャルワーカーは，集団の有する力と責任を認識し，人と環境の双方に働きかけて，互恵的な社会の実現に貢献する。

Ⅴ（多様性の尊重）　ソーシャルワーカーは，個人，家族，集団，地域社会に存在する多様性を認識し，それらを尊重する社会の実現をめざす。

Ⅵ（全人的存在）　ソーシャルワーカーは，すべての人々を生物的，心理的，社会的，文化的，スピリチュアルな側面からなる全人的な存在として認識する。

倫理基準

Ⅰ　クライエントに対する倫理責任
　1.（クライエントとの関係）　ソーシャルワーカーは，クライエントとの専門的援助関係を最も大切にし，それを自己の利益のために利用しない。
　2.（クライエントの利益の最優先）　ソーシャルワーカーは，業務の遂行に際して，クライエントの利益を最優先に考える。
　3.（受容）　ソーシャルワーカーは，自らの先入観や偏見を排し，クライエントをあるがままに受容する。
　4.（説明責任）　ソーシャルワーカーは，クライエントに必要な情報を適切な方法・わかりやすい表現を用いて提供する。
　5.（クライエントの自己決定の尊重）　ソーシャルワーカーは，クライエントの自己決定を尊重し，クライエントがその権利を十分に理解し，活用できるようにする。また，ソーシャルワーカーは，クライエントの自己決定が本人の生命や健康を大き

く損ねる場合や，他者の権利を脅かすような場合は，人と環境の相互作用の視点か
らクライエントとそこに関係する人々相互のウェルビーイングの調和を図ることに
努める。

6. （参加の促進）　ソーシャルワーカーは，クライエントが自らの人生に影響を及ぼ
す決定や行動のすべての局面において，完全な関与と参加を促進する。

7. （クライエントの意思決定への対応）　ソーシャルワーカーは，意思決定が困難な
クライエントに対して，常に最善の方法を用いて利益と権利を擁護する。

8. （プライバシーの尊重と秘密の保持）　ソーシャルワーカーは，クライエントのプ
ライバシーを尊重し秘密を保持する。

9. （記録の開示）　ソーシャルワーカーは，クライエントから記録の開示の要求が
あった場合，非開示とすべき正当な事由がない限り，クライエントに記録を開示す
る。

10. （差別や虐待の禁止）　ソーシャルワーカーは，クライエントに対していかなる差
別・虐待もしない。

11. （権利擁護）　ソーシャルワーカーは，クライエントの権利を擁護し，その権利の
行使を促進する。

12. （情報処理技術の適切な使用）　ソーシャルワーカーは，情報処理技術の利用がク
ライエントの権利を侵害する危険性があることを認識し，その適切な使用に努める。

Ⅱ　組織・職場に対する倫理責任

1. （最良の実践を行う責務）　ソーシャルワーカーは，自らが属する組織・職場の基
本的な使命や理念を認識し，最良の業務を遂行する。

2. （同僚などへの敬意）　ソーシャルワーカーは，組織・職場内のどのような立場に
あっても，同僚および他の専門職などに敬意を払う。

3. （倫理綱領の理解の促進）　ソーシャルワーカーは，組織・職場において本倫理綱
領が認識されるよう働きかける。

4. （倫理的実践の推進）　ソーシャルワーカーは，組織・職場の方針，規則，業務命
令がソーシャルワークの倫理的実践を妨げる場合は，適切・妥当な方法・手段に
よって提言し，改善を図る。

5. （組織内アドボカシーの促進）　ソーシャルワーカーは，組織・職場におけるあら
ゆる虐待または差別的・抑圧的な行為の予防および防止の促進を図る。

6. （組織改革）　ソーシャルワーカーは，人々のニーズや社会状況の変化に応じて組
織・職場の機能を評価し必要な改革を図る。

Ⅲ　社会に対する倫理責任

1. （ソーシャル・インクルージョン）　ソーシャルワーカーは，あらゆる差別，貧困，

抑圧，排除，無関心，暴力，環境破壊などに立ち向かい，包摂的な社会をめざす。

2.（社会への働きかけ）　ソーシャルワーカーは，人権と社会正義の増進において変革と開発が必要であるとみなすとき，人々の主体性を活かしながら，社会に働きかける。

3.（グローバル社会への働きかけ）　ソーシャルワーカーは，人権と社会正義に関する課題を解決するため，全世界のソーシャルワーカーと連帯し，グローバル社会に働きかける。

IV　専門職としての倫理責任

1.（専門性の向上）　ソーシャルワーカーは，最良の実践を行うために，必要な資格を所持し，専門性の向上に努める。

2.（専門職の啓発）　ソーシャルワーカーは，クライエント・他の専門職・市民に専門職としての実践を適切な手段をもって伝え，社会的信用を高めるよう努める。

3.（信用失墜行為の禁止）　ソーシャルワーカーは，自分の権限の乱用や品位を傷つける行いなど，専門職全体の信用失墜となるような行為をしてはならない。

4.（社会的信用の保持）　ソーシャルワーカーは，他のソーシャルワーカーが専門職業の社会的信用を損なうような場合，本人にその事実を知らせ，必要な対応を促す。

5.（専門職の擁護）　ソーシャルワーカーは，不当な批判を受けることがあれば，専門職として連帯し，その立場を擁護する。

6.（教育・訓練・管理における責務）　ソーシャルワーカーは，教育・訓練・管理を行う場合，それらを受ける人の人権を尊重し，専門性の向上に寄与する。

7.（調査・研究）　ソーシャルワーカーは，すべての調査・研究過程で，クライエントを含む研究対象の権利を尊重し，研究対象との関係に十分に注意を払い，倫理性を確保する。

8.（自己管理）　ソーシャルワーカーは，何らかの個人的・社会的な困難に直面し，それが専門的判断や業務遂行に影響する場合，クライエントや他の人々を守るために必要な対応を行い，自己管理に努める。

注1．本綱領には「ソーシャルワーク専門職のグローバル定義」の本文のみを掲載してある。なお，アジア太平洋（2016年）および日本（2017年）における展開が制定されている。
注2．本綱領にいう「ソーシャルワーカー」とは，本倫理綱領を遵守することを誓約し，ソーシャルワークに携わる者をさす。
注3．本綱領にいう「クライエント」とは，「ソーシャルワーク専門職のグローバル定義」に照らし，ソーシャルワーカーに支援を求める人々，ソーシャルワークが必要な人々および変革や開発，結束の必要な社会に含まれるすべての人々をさす。

医療ソーシャルワーカー行動基準

公益社団法人日本医療ソーシャルワーカー協会
2022年度第12回社員総会承認

Ⅰ　クライエントに対する倫理責任

1．クライエントとの関係

1-1　医療ソーシャルワーカーは，クライエント・ワーカー専門的援助関係を築き，その関係を自らの利益のために利用しない。

1-2　医療ソーシャルワーカーは，専門職として，クライエントと社会通念上不適切と見なされる関係を持たない。

1-3　医療ソーシャルワーカーは，自分の個人的・宗教的・政治的な動機や利益のために，専門的援助関係を利用しない。

1-4　医療ソーシャルワーカーは，専門家としての公平な判断に支障を及ぼすクライエントとの利害を回避するよう努める。利害の対立が避けられない場合は，クライエントにその内容を説明し専門的援助関係を終了することもある。この場合，クライエントの最善の利益に配慮し，新たな専門的援助関係の構築を支援する。

1-5　医療ソーシャルワーカーは，クライエントと利益相反関係になることが避けられないときは，クライエントにその事実を示し，専門的援助関係を終了する。その場合は，クライエントを守る手段を講じ，新たな専門的援助関係の構築を支援する。

1-6　医療ソーシャルワーカーは，クライエントから専門職としての支援に対して正規の報酬以外に物品や金銭を受けとらない。

2．クライエントの利益の最優先

2-1　医療ソーシャルワーカーは，業務の遂行に際して，専門的立場を私的に利用せず，クライエントの意思を尊重し，その利益の最優先を基本にする。

2-2　医療ソーシャルワーカーは，クライエントとその関係者などで利害が異なり矛盾しあう場合においても，クライエントの利益を最優先し，必要な支援が継続できるように最大限の努力をする。

2-3　医療ソーシャルワーカーは，一般社会に対する倫理的責任・法的義務・所属する組織・制度的責務がクライエントの利益に優先する場合は，その内容をクライエントに説明し，必要な支援の継続に努める。この場合，そのことをクライエントに告げるとともに，そのクライエント・ワーカー専門的援助関係を解消することができることを知らせる。

3．受　容

3-1　医療ソーシャルワーカーは，クライエントの多様な背景を理解し，先入観・偏見を排し，クライエントをあるがままに受容する。

3-2　医療ソーシャルワーカーは，自身の価値観や社会的規範によって，クライエントを非難・審判・排除しない。

3-3　医療ソーシャルワーカーは，クライエントの行動に対しては，その行動の持つ意味や原因・背景を理解することが受容につながることを心得ておく。

4．説明責任

4-1　医療ソーシャルワーカーは，クライエントに対して，相互の関係は専門的援助関係に基づくものであることを適切な方法やわかりやすい表現を用いて説明する。

4-2　医療ソーシャルワーカーは，クライエント自身の権利について，適切な方法やわかりやすい表現を用いて説明する。

4-3　医療ソーシャルワーカーは，クライエントが必要とする情報について説明し，クライエントが説明内容を理解しているかどうかを確認する。

4-4　医療ソーシャルワーカーは，クライエントが理解することが困難なとき，何らかの手段を用いてクライエントが理解できるよう最大限の試みを行う。

4-5　医療ソーシャルワーカーは，情報提供を一方的に行うのではなく，クライエントからの質問の機会を保障するように努める。

4-6　医療ソーシャルワーカーは，自身が行う実践について，クライエントだけでなく第三者からも理解が得られるよう説明する。

5．クライエントの自己決定の尊重

5-1　医療ソーシャルワーカーは，クライエントが自己決定の権利を有する存在であると認識する。

5-2　医療ソーシャルワーカーは，クライエントが自己決定するにあたり，選択や決定に関する考えを述べる機会を保障する。

5-3　医療ソーシャルワーカーは，クライエントが自己決定するにあたり，選択の幅を広げることができるように，必要な情報を提供し，社会資源を活用する。

5-4　医療ソーシャルワーカーは，クライエントとその関係者などで，利害が異なり矛盾しあう場合においては，その状況を明らかにし，最終的にはクライエントが自己決定できるよう，最大限の努力をする。

5-5　医療ソーシャルワーカーは，クライエントの自己決定に基づく行動が，クライエントに不利益をもたらす場合や，他者の権利を侵害すると想定される場合は，それらについてクライエントが理解できるように説明し，ウェルビーイングが図れるような行動ができるように支援する。

6．参加の促進

6-1　医療ソーシャルワーカーは，クライエントが自らの人生に影響を及ぼす決定や行動の局面への関与や参加から排除される可能性について認識し，クライエントの完全な関与と参加を促進する。

6-2　医療ソーシャルワーカーは，クライエントの自尊心と有する力を高めるよう働きかけ，クライエントの完全な関与と参加を促進する。

6-3　医療ソーシャルワーカーは，クライエントの完全な関与と参加に向けて，必要な情報を提供し，社会資源の活用を促す。

6-4　医療ソーシャルワーカーは，クライエントの完全な関与と参加に向けて，クライエントが自らの人生に影響を及ぼす決定の機会やプロセスを形成することに貢献する。

7．クライエントの意思決定への対応

7-1　医療ソーシャルワーカーは，クライエントを意思決定の権利を有する存在として認識する。

7-2　医療ソーシャルワーカーは，クライエント自らが意思決定の権利を有すると認識できるよう，最善の方法を用いる。

7-3　医療ソーシャルワーカーは，クライエントの意思決定能力をアセスメントする。

7-4　医療ソーシャルワーカーは，クライエントの意思決定のために，クライエントの特性や状況を理解し，その意思決定能力に応じた最善の方法を用いる。

8．プライバシーの尊重と秘密の保持

8-1　医療ソーシャルワーカーは，クライエントのプライバシーを尊重し，秘密を保持する。

8-2　医療ソーシャルワーカーは，クライエントが自らのプライバシーの権利と秘密が保持されることを認識できるように働きかける。

8-3　医療ソーシャルワーカーは，クライエントの情報を収集する場合，同意を得なければならない。ただし，合理的な理由がある場合（生命・身体又は財産の保護のため緊急に必要な場合など）は，この限りではない。

8-4　医療ソーシャルワーカーは，業務の遂行にあたり必要以上の情報収集を行わない。

8-5　医療ソーシャルワーカーは，合理的な理由がある場合を除き，クライエントの同意を得ることなく，収集した情報を使用しない。

8-6　医療ソーシャルワーカーは，業務中であるか否かにかかわらず，また業務を退いた後も，クライエントのプライバシーを尊重し秘密を保持する。

8-7　医療ソーシャルワーカーは，記録の取り扱い（収集・活用・保存・廃棄）につ

いて，クライエントのプライバシーや秘密に関する情報が漏れないよう，慎重に対応する。

9．記録の開示

9-1　医療ソーシャルワーカーは，クライエントから開示の要求があった場合は，原則として記録を開示する。

9-2　医療ソーシャルワーカーは，クライエントが記録の閲覧を希望した場合は，特別な理由なくそれを拒まない。

9-3　医療ソーシャルワーカーは，クライエント自身やクライエントを取り巻く環境の安全が脅かされると想定される場合は，記録を開示しない。

10．差別や虐待の禁止

10-1　医療ソーシャルワーカーは，差別や虐待について正しい知識を得る。

10-2　医療ソーシャルワーカーは，クライエントに対し，いかなる差別・虐待も行わない。

10-3　医療ソーシャルワーカーは，クライエントに対して肉体的・精神的・社会的苦痛や損害を与えない。

10-4　医療ソーシャルワーカーは，差別や虐待を受けている可能性があるクライエントを発見した場合，すみやかに対応する。

10-5　医療ソーシャルワーカーは，クライエントが差別や虐待の状況を認識できるよう働きかける。

11．権利擁護

11-1　医療ソーシャルワーカーは，クライエントの権利について十分に認識する。

11-2　医療ソーシャルワーカーは，クライエントの権利を擁護するために，積極的かつ最善の方法を用いて，その権利の行使を促進する。

11-3　医療ソーシャルワーカーは，クライエントの権利が擁護されるよう，積極的に環境に働きかける。

11-4　医療ソーシャルワーカーは，クライエントの権利擁護について積極的に啓発する。

11-5　医療ソーシャルワーカーは，クライエントが自身の権利を自覚し，適切に行使できるよう支援する。

12．情報処理技術の適切な使用

12-1　医療ソーシャルワーカーは，クライエントの権利を擁護するために，情報リテラシーを高める必要があることを自覚する。

12-2　医療ソーシャルワーカーは，情報処理に関する原則やリスクなどの最新情報について学ぶ。

12-3　医療ソーシャルワーカーは，各種の情報媒体を適切に利用し，必要な情報を収集・整理し，活用する。

12-4　医療ソーシャルワーカーは，情報処理技術（デジタル化された情報，デジタル・ネットワークを活用した情報の収集・拡散を含む）が，クライエントの権利を侵害することがないよう，細心の注意を払う。

12-5　医療ソーシャルワーカーは，クライエントの情報を電子媒体などにより取り扱う場合，厳重な管理体制と最新のセキュリティに配慮しなければならない。また，クライエントの個人情報の乱用・紛失その他あらゆる危険に対し，安全保護に関する措置を講じる。

12-6　医療ソーシャルワーカーは，クライエントがソーシャルネットワーキングサービス（SNS）の利用などにより権利を侵害された場合は，情報処理技術や法律などの専門職と連携して，その回復に努める。

Ⅱ　組織・職場に対する倫理責任

1．最良の実践を行う責務

1-1　医療ソーシャルワーカーは，所属する組織・職場における専門職としての使命や理念を認識し，専門的知識・技術を惜しみなく発揮し，最良の実践を行う。

1-2　医療ソーシャルワーカーは，本倫理綱領に基づき，所属する組織・職場における専門職としての職責を認識し，専門職としての役割を果たす。

2．同僚などへの敬意

2-1　医療ソーシャルワーカーは，同僚や上司・部下の職責や専門性の違いを尊重し，敬意を払って接する。

2-2　医療ソーシャルワーカーは，同僚や上司・部下の職責を理解し，所属する組織・職場での意思疎通が円滑に行われるよう働きかける。

2-3　医療ソーシャルワーカーは，同僚や上司・部下の専門性を尊重し，連携・協働を図る。

3．倫理綱領の理解の促進

3-1　医療ソーシャルワーカーは，所属する組織・職場において本倫理綱領および行動基準が適切に理解されるよう働きかける。

3-2　医療ソーシャルワーカーは，所属する組織・職場において本倫理綱領および行動基準に基づいた実践を行うことによって専門性を示す。

3-3　医療ソーシャルワーカーは，所属する組織・職場の他の専門職の倫理綱領の理解にも努める。

4．倫理的実践の推進

4-1　医療ソーシャルワーカーは，所属する組織・職場の方針，規則，手続き，業務命令などが本倫理綱領に沿って適切かどうかを把握し，倫理的実践を推進する。

4-2　医療ソーシャルワーカーは，所属する組織・職場の方針，規則，手続き，業務命令などが本倫理綱領に反する場合は，適切・妥当な方法・手段によって提言し，改善を図る。

5．組織内アドボカシーの促進

5-1　医療ソーシャルワーカーは，組織・職場における多様性を尊重し，あらゆる虐待，差別的・抑圧的な行為，ハラスメントを認めない。

5-2　医療ソーシャルワーカーは，組織・職場においてあらゆる虐待，差別的・抑圧的な行為，ハラスメントを認めた場合は，それらの行為が迅速かつ適切に解消するよう対応する。

5-3　医療ソーシャルワーカーは，組織・職場においてあらゆる虐待，差別的・抑圧的な行為，ハラスメントを防止するための最善の策を講じ，同僚などへの権利擁護を実現する。

6．組織改革

6-1　医療ソーシャルワーカーは，人々や地域社会のニーズ，社会状況の変化を評価する。

6-2　医療ソーシャルワーカーは，人々や地域社会のニーズ，社会状況の変化の評価結果に基づき，組織・職場の機能を評価する。

6-3　医療ソーシャルワーカーは，組織・職場の機能が人々や地域社会のニーズ，社会状況の変化に対応していない場合には，適切な方法を用いて必要な組織改革を行う。

Ⅲ　社会に対する倫理責任

1．ソーシャル・インクルージョン

1-1　医療ソーシャルワーカーは，あらゆる差別，貧困，抑圧，排除，無関心，暴力，環境破壊などに対して，専門的な視点から関心を持つ。

1-2　医療ソーシャルワーカーは，あらゆる差別，貧困，抑圧，排除，無関心，暴力，環境破壊などを認識した場合は，専門的な視点と方法により，解決に努める。

1-3　医療ソーシャルワーカーは，専門的な視点と方法により，クライエントの状況

とニーズを社会に発信し，ソーシャル・インクルージョンの実現に努める。

２．社会への働きかけ

2-1　医療ソーシャルワーカーは，人権と社会正義の状況に関心を持つ。

2-2　医療ソーシャルワーカーは，人権と社会正義が守られるように，人々とともに社会に働きかける。

2-3　医療ソーシャルワーカーは，人権と社会正義の増進において変革と開発が必要であるとみなすとき，人々が主体的に社会の政策・制度の形成に参加し，互恵的な社会が実現されるよう支援する。

2-4　医療ソーシャルワーカーは，集団の有する力を認識し，人権と社会正義の実現のために，人と環境の双方に働きかける。

３．グローバル社会への働きかけ

3-1　医療ソーシャルワーカーは，グローバル社会の情勢に関心を持つ。

3-2　医療ソーシャルワーカーは，グローバル社会における文化的社会的差異を認識し，多様性を尊重する。

3-3　医療ソーシャルワーカーは，人権と社会正義に関する課題についてグローバル社会に働きかける。

3-4　医療ソーシャルワーカーは，ソーシャルワークの価値であるすべての人間の基本的人権と社会正義の実現，および出自，人種，民族，国籍，性別，性自認，性的指向，年齢，身体的・精神的状況，宗教的・文化的背景，社会的地位，経済状況などによる差別，抑圧，支配などをなくすため，国内外のソーシャルワーカーとともに国際的な活動に積極的に連帯し，協働する。

Ⅳ　専門職としての倫理責任

１．専門性の向上

1-1　医療ソーシャルワーカーは，最良の実践を行うために必要な資格を取得し，専門性の向上に努める。

1-2　医療ソーシャルワーカーは，スーパービジョン・研修・情報交換・自主勉強会などの機会を活かして，常に自己研鑽に努める。

1-3　医療ソーシャルワーカーは，常に自己の専門分野や関連する領域の情報に精通するよう努める。

２．専門職の啓発

2-1　医療ソーシャルワーカーは，クライエント・他の専門職・市民に医療ソーシャ

ルワーカーであることを名乗り，専門職としての自覚を高める。

2-2　医療ソーシャルワーカーは，自己が獲得し保持している専門的力量をクライエント・他の専門職・市民に適切な手段をもって伝え，社会的信用を高めるよう努める。

2-3　医療ソーシャルワーカーは，個人ならびに専門職集団として，倫理綱領を遵守し，責任ある行動をとり，その専門職の役割を啓発するよう努める。

3．信用失墜行為の禁止

3-1　医療ソーシャルワーカーは，倫理綱領および行動基準を遵守し，社会的信用を高めるよう行動する。

3-2　医療ソーシャルワーカーは，倫理綱領および行動基準を逸脱する行為，ならびに専門職としての信用を失墜する行為をしない。

4．社会的信用の保持

4-1　医療ソーシャルワーカーは，他の医療ソーシャルワーカーの行為が社会的信用を損なう可能性がある場合，その内容や原因を明らかにし，本人に必要な対応を促す。

4-2　医療ソーシャルワーカーは，他の医療ソーシャルワーカーの行為が倫理綱領および行動基準を逸脱するとみなした場合は，本人が所属する専門職団体や関係機関などに対して，適切な対応を取るよう働きかける。

4-3　医療ソーシャルワーカーは，社会的信用を保持するため，他の医療ソーシャルワーカーと協力してお互いの行為をチェックし，ともに高め合う。

5．専門職の擁護

5-1　医療ソーシャルワーカーは，専門職として日頃から高い倫理観を持って自らを律する。

5-2　医療ソーシャルワーカーは，医療ソーシャルワーカーの専門性に対する不当な批判や扱いに対して，連帯してその立場を擁護し，正当性を明示するなど，適切な対応をする。

6．教育・訓練・管理における責務

6-1　医療ソーシャルワーカーは，専門職として教育・訓練・管理を行う場合，対象となる人の人権を尊重する。

6-2　医療ソーシャルワーカーは，専門職として教育・訓練・管理を行う場合，それらを受ける人の専門性の向上に寄与する。

6-3　医療ソーシャルワーカーは，研修や事例検討などの企画・実施にあたっては，

その効果が最大限になるように努める。

6-4 医療ソーシャルワーカーは，スーパービジョンを行う場合，専門職として公正で誠実な態度で臨み，その機能を積極的に活用して医療ソーシャルワーカーの専門性の向上に寄与する。

6-5 医療ソーシャルワーカーは，業務の評価や人事考課にあたっては，明確な基準に基づいて行い，評価結果の判断を説明できるようにする。

6-6 医療ソーシャルワーカーは，組織マネジメントにあたっては，クライエントの満足度を高めるためにも，職員の働きがいを向上させる。

7．調査・研究

7-1 医療ソーシャルワーカーは，ソーシャルワークの実践者かつ研究者として，調査・研究を実施し，その研究発表や報告を行い，ソーシャルワークの実現を図る。

7-2 医療ソーシャルワーカーは，調査・研究を行うにあたっては，その目的，内容，方法などを明らかにし，クライエントを含む研究対象の不利益にならないように，最大限の倫理的配慮を行う。

7-3 医療ソーシャルワーカーは，調査・研究を行うにあたっては，日本医療ソーシャルワーカー協会が定める調査研究倫理指針に示された内容を遵守する。

7-4 医療ソーシャルワーカーは，調査・研究の対象者とその関係者の権利を尊重する。

7-5 医療ソーシャルワーカーは，事例研究などにケースを提供するにあたっては，調査研究倫理指針に則り，ケースを特定できないように配慮し，その関係者に対して事前に了解を得る。

8．自己管理

8-1 医療ソーシャルワーカーは，自らが個人的・社会的な困難に直面する可能性があることを自覚し，日頃から心身の健康管理に努める。

8-2 医療ソーシャルワーカーは，自身の心身の状態が専門的な判断や業務遂行にどのように影響しているかについて認識する。

8-3 医療ソーシャルワーカーは，自身が直面する困難が専門的な判断や業務遂行に影響を及ぼす可能性がある場合，クライエントなどに対する支援が適切に継続されるよう，同僚や上司に相談し対応する。

8-4 医療ソーシャルワーカーは，最適な実践を行うことができる心身の状態維持のために，必要な環境が整うよう，所属する組織や職場に働きかける。

〔注：本資料における「本倫理綱領」は，「ソーシャルワーカーの倫理綱領」と同一のものを指す。〕

医療ソーシャルワーカー業務指針

厚生労働省健康局長通知　平成14年11月29日健康発第1129001号

一　趣　旨

　少子・高齢化の進展，疾病構造の変化，一般的な国民生活水準の向上や意識の変化に伴い，国民の医療ニーズは高度化，多様化してきている。また，科学技術の進歩により，医療技術も，ますます高度化し，専門化してきている。このような医療をめぐる環境の変化を踏まえ，健康管理や健康増進から，疾病予防，治療，リハビリテーションに至る包括的，継続的医療の必要性が指摘されるとともに，高度化し，専門化する医療の中で患者や家族の不安感を除去する等心理的問題の解決を援助するサービスが求められている。

　近年においては，高齢者の自立支援をその理念として介護保険制度が創設され，制度の定着・普及が進められている。また，老人訪問看護サービスの制度化，在宅医療・訪問看護を医療保険のサービスと位置づける健康保険法の改正等や医療法改正による病床区分の見直し，病院施設の機能分化も行われた。さらに，民法の改正等による成年後見制度の見直しや社会福祉法における福祉サービス利用援助事業の創設に加え，平成15年度より障害者福祉制度が，支援費制度に移行するなどの動きの下，高齢者や精神障害者，難病患者等が，疾病をもちながらもできる限り地域や家庭において自立した生活を送るために，医療・保健・福祉のそれぞれのサービスが十分な連携の下に，総合的に提供されることが重要となってきている。また，児童虐待や配偶者からの暴力が社会問題となる中で，保健医療機関がこうしたケースに関わることも決してまれではなくなっている。

　このような状況の下，病院等の保健医療の場において，社会福祉の立場から患者のかかえる経済的，心理的・社会的問題の解決，調整を援助し，社会復帰の促進を図る医療ソーシャルワーカーの果たす役割に対する期待は，ますます大きくなってきている。

　しかしながら，医療ソーシャルワーカーは，近年，その業務の範囲が一定程度明確となったものの，一方で，患者や家族のニーズは多様化しており，医療ソーシャルワーカーは，このような期待に十分応えているとはいい難い。精神保健福祉士については，すでに精神保健福祉士法によって資格が法制化され，同法に基づき業務が行われているが，医療ソーシャルワーカー全体の業務の内容について規定したものではない。

　この業務指針は，このような実情に鑑み，医療ソーシャルワーカー全体の業務の範囲，方法等について指針を定め，資質の向上を図るとともに，医療ソーシャルワーカーが社会福祉学を基にした専門性を十分発揮し業務を適正に行うことができるよう，関係者の理解の促進に資することを目的とするものである。

　本指針は病院を始めとし，診療所，介護老人保健施設，精神障害者社会復帰施設，保

健所，精神保健福祉センター等様々な保健医療機関に配置されている医療ソーシャル
ワーカーについて標準的業務を定めたものであるので，実際の業務を行うに当たっては，
他の医療スタッフ等と連携し，それぞれの機関の特性や実情に応じた業務のウェート付
けを行うべきことはもちろんであり，また，学生の実習への協力等指針に盛り込まれて
いない業務を行うことを妨げるものではない。

二　業務の範囲

医療ソーシャルワーカーは，病院等において管理者の監督の下に次のような業務を行
う。

（1）療養中の心理的・社会的問題の解決，調整援助

　　入院，入院外を問わず，生活と傷病の状況から生ずる心理的・社会的問題の予防
や早期の対応を行うため，社会福祉の専門的知識及び技術に基づき，これらの諸問
題を予測し，患者やその家族からの相談に応じ，次のような解決，調整に必要な援
助を行う。

① 受診や入院，在宅医療に伴う不安等の問題の解決を援助し，心理的に支援する
こと。

② 患者が安心して療養できるよう，多様な社会資源の活用を念頭に置いて，療養
中の家事，育児，教育就労等の問題の解決を援助すること。

③ 高齢者等の在宅療養環境を整備するため，在宅ケア諸サービス，介護保険給付
等についての情報を整備し，関係機関，関係職種等との連携の下に患者の生活
と傷病の状況に応じたサービスの活用を援助すること。

④ 傷病や療養に伴って生じる家族関係の葛藤や家族内の暴力に対応し，その緩和
を図るなど家族関係の調整を援助すること。

⑤ 患者同士や職員との人間関係の調整を援助すること。

⑥ 学校，職場，近隣等地域での人間関係の調整を援助すること。

⑦ がん，エイズ，難病等傷病の受容が困難な場合に，その問題の解決を援助する
こと。

⑧ 患者の死による家族の精神的苦痛の軽減・克服，生活の再設計を援助すること。

⑨ 療養中の患者や家族の心理的・社会的問題の解決援助のために患者会，家族会
等を育成，支援すること。

（2）退院援助

　　生活と傷病や障害の状況から退院・退所に伴い生ずる心理的・社会的問題の予防
や早期の対応を行うため，社会福祉の専門的知識及び技術に基づき，これらの諸問
題を予測し，退院・退所後の選択肢を説明し，相談に応じ，次のような解決，調整
に必要な援助を行う。

① 地域における在宅ケア諸サービス等についての情報を整備し，関係機関，関係

職種等との連携の下に，退院・退所する患者の生活及び療養の場の確保について話し合いを行うとともに，傷病や障害の状況に応じたサービスの利用の方向性を検討し，これに基づいた援助を行うこと。

② 介護保険制度の利用が予想される場合，制度の説明を行い，その利用の支援を行うこと。また，この場合，介護支援専門員等と連携を図り，患者，家族の了解を得た上で入院中に訪問調査を依頼するなど，退院準備について関係者に相談・協議すること。

③ 退院・退所後においても引き続き必要な医療を受け，地域の中で生活をすることができるよう，患者の多様なニーズを把握し，転院のための医療機関，退院・退所後の介護保険施設，社会福祉施設等利用可能な地域の社会資源の選定を援助すること。なお，その際には，患者の傷病・障害の状況に十分留意すること。

④ 転院，在宅医療等に伴う患者，家族の不安等の問題の解決を援助すること。

⑤ 住居の確保，傷病や障害に適した改修等住居問題の解決を援助すること。

（3）社会復帰援助

退院・退所後において，社会復帰が円滑に進むように，社会福祉の専門的知識及び技術に基づき，次のような援助を行う。

① 患者の職場や学校と調整を行い，復職，復学を援助すること。

② 関係機関，関係職種との連携や訪問活動等により，社会復帰が円滑に進むように転院，退院・退所後の心理的・社会的問題の解決を援助すること。

（4）受診・受療援助

入院，入院外を問わず，患者やその家族等に対する次のような受診，受療の援助を行う。

① 生活と傷病の状況に適切に対応した医療の受け方，病院・診療所の機能等の情報提供等を行うこと。

② 診断，治療を拒否するなど医師等の医療上の指導を受け入れない場合に，その理由となっている心理的・社会的問題について情報を収集し，問題の解決を援助すること。

③ 診断，治療内容に関する不安がある場合に，患者，家族の心理的・社会的状況を踏まえて，その理解を援助すること。

④ 心理的・社会的原因で症状の出る患者について情報を収集し，医師等へ提供するとともに，人間関係の調整，社会資源の活用等による問題の解決を援助すること。

⑤ 入退院・入退所の判定に関する委員会が設けられている場合には，これに参加し，経済的，心理的・社会的観点から必要な情報の提供を行うこと。

⑥ その他診療に参考となる情報を収集し，医師，看護師等へ提供すること。

⑦　通所リハビリテーション等の支援，集団療法のためのアルコール依存症者の会等の育成，支援を行うこと。

（５）経済的問題の解決，調整援助

　　入院，入院外を問わず，患者が医療費，生活費に困っている場合に，社会福祉，社会保険等の機関と連携を図りながら，福祉，保険等関係諸制度を活用できるように援助する。

（６）地域活動

　　患者のニーズに合致したサービスが地域において提供されるよう，関係機関，関係職種等と連携し，地域の保健医療福祉システムづくりに次のような参画を行う。

①　他の保健医療機関，保健所，市町村等と連携して地域の患者会，家族会等を育成，支援すること。

②　他の保健医療機関，福祉関係機関等と連携し，保健・医療・福祉に係る地域のボランティアを育成，支援すること。

③　地域ケア会議等を通じて保健医療の場から患者の在宅ケアを支援し，地域ケアシステムづくりへ参画するなど，地域におけるネットワークづくりに貢献すること。

④　関係機関，関係職種等と連携し，高齢者，精神障害者等の在宅ケアや社会復帰について地域の理解を求め，普及を進めること。

三　業務の方法等

　保健医療の場において患者やその家族を対象としてソーシャルワークを行う場合に採るべき方法・留意点は次のとおりである。

（１）個別援助に係る業務の具体的展開

　　患者，家族への直接的な個別援助では，面接を重視するとともに，患者，家族との信頼関係を基盤としつつ，医療ソーシャルワーカーの認識やそれに基づく援助が患者，家族の意思を適切に反映するものであるかについて，継続的なアセスメントが必要である。

　　具体的展開としては，まず，患者，家族や他の保健医療スタッフ等から相談依頼を受理した後の初期の面接では，患者，家族の感情を率直に受け止め，信頼関係を形成するとともに，主訴等を聴取して問題を把握し，課題を整理・検討する。次に，患者及び家族から得た情報に，他の保健医療スタッフ等からの情報を加え，整理，分析して課題を明らかにする。援助の方向性や内容を検討した上で，援助の目標を設定し，課題の優先順位に応じて，援助の実施方法の選定や計画の作成を行う。援助の実施に際しては，面接やグループワークを通じた心理面での支援，社会資源に関する情報提供と活用の調整等の方法が用いられるが，その有効性について，絶えず確認を行い，有効な場合には，患者，家族と合意の上で終結の段階に入る。また，

モニタリングの結果によっては，問題解決により適した援助の方法へ変更する。

（2）患者の主体性の尊重

　　保健医療の場においては，患者が自らの健康を自らが守ろうとする主体性をもって予防や治療及び社会復帰に取り組むことが重要である。したがって，次の点に留意することが必要である。

① 業務に当たっては，傷病に加えて経済的，心理的・社会的問題を抱えた患者が，適切に判断ができるよう，患者の積極的な関わりの下，患者自身の状況把握や問題整理を援助し，解決方策の選択肢の提示等を行うこと。

② 問題解決のための代行等は，必要な場合に限るものとし，患者の自律性，主体性を尊重するようにすること。

（3）プライバシーの保護

　　一般に，保健医療の場においては，患者の傷病に関する個人情報に係るので，プライバシーの保護は当然であり，医療ソーシャルワーカーは，社会的に求められる守秘義務を遵守し，高い倫理性を保持する必要がある。また，傷病に関する情報に加えて，経済的，心理的，社会的な個人情報にも係ること，また，援助のために患者以外の第三者との連絡調整等を行うことから，次の点に特に留意することが必要である。

① 個人情報の収集は援助に必要な範囲に限ること。

② 面接や電話は，独立した相談室で行う等第三者に内容が聞こえないようにすること。

③ 記録等は，個人情報を第三者が了解なく入手できないように保管すること。

④ 第三者との連絡調整を行うために本人の状況を説明する場合も含め，本人の了解なしに個人情報を漏らさないこと。

⑤ 第三者からの情報の収集自体がその第三者に患者の個人情報を把握させてしまうこともあるので十分留意すること。

⑥ 患者からの求めがあった場合には，できる限り患者についての情報を説明すること。ただし，医療に関する情報については，説明の可否を含め，医師の指示を受けること。

（4）他の保健医療スタッフ及び地域の関係機関との連携

　　保健医療の場においては，患者に対し様々な職種の者が，病院内あるいは地域において，チームを組んで関わっており，また，患者の経済的，心理的・社会的問題と傷病の状況が密接に関連していることも多いので，医師の医学的判断を踏まえ，また，他の保健医療スタッフと常に連携を密にすることが重要である。したがって，次の点に留意が必要である。

① 他の保健医療スタッフからの依頼や情報により，医療ソーシャルワーカーが係るべきケースについて把握すること。

② 対象患者について，他の保健医療スタッフから必要な情報提供を受けると同時に，診療や看護，保健指導等に参考となる経済的，心理的・社会的側面の情報を提供する等相互に情報や意見の交換をすること。

③ ケース・カンファレンスや入退院・入退所の判定に関する委員会が設けられている場合にはこれへの参加等により，他の保健医療スタッフと共同で検討するとともに，保健医療状況についての一般的な理解を深めること。

④ 必要に応じ，他の保健医療スタッフと共同で業務を行うこと。

⑤ 医療ソーシャルワーカーは，地域の社会資源との接点として，広範で多様なネットワークを構築し，地域の関係機関，関係職種，患者の家族，友人，患者会，家族会等と十分な連携・協力を図ること。

⑥ 地域の関係機関の提供しているサービスを十分把握し，患者に対し，医療，保健，福祉，教育，就労等のサービスが総合的に提供されるよう，また，必要に応じて新たな社会資源の開発が図られるよう，十分連携をとること。

⑦ ニーズに基づいたケア計画に沿って，様々なサービスを一体的・総合的に提供する支援方法として，近年，ケアマネジメントの手法が広く普及しているが，高齢者や精神障害者，難病患者等が，できる限り地域や家庭において自立した生活を送ることができるよう，地域においてケアマネジメントに携わる関係機関，関係職種等と十分に連携・協力を図りながら業務を行うこと。

（5）受診・受療援助と医師の指示

　　医療ソーシャルワーカーが業務を行うに当たっては，（4）で述べたとおり，チームの一員として，医師の医学的判断を踏まえ，また，他の保健医療スタッフとの連携を密にすることが重要であるが，なかでも二の（4）に掲げる受診・受療援助は，医療と特に密接な関連があるので，医師の指示を受けて行うことが必要である。特に，次の点に留意が必要である。

① 医師からの指示により援助を行う場合はもとより，患者，家族から直接に受診・受療についての相談を受けた場合及び医療ソーシャルワーカーが自分で問題を発見した場合等も，医師に相談し，医師の指示を受けて援助を行うこと。

② 受診・受療援助の過程においても，適宜医師に報告し，指示を受けること。

③ 医師の指示を受けるに際して，必要に応じ，経済的，心理的・社会的観点から意見を述べること。

（6）問題の予測と計画的対応

① 実際に問題が生じ，相談を受けてから業務を開始するのではなく，社会福祉の専門的知識及び技術を駆使して生活と傷病の状況から生ずる問題を予測し，予防的，計画的な対応を行うこと。

② 特に退院援助，社会復帰援助には時間を要するものが多いので入院，受療開始のできるかぎり早い時期から問題を予測し，患者の総合的なニーズを把握し，

病院内あるいは地域の関係機関，関係職種等との連携の下に，具体的な目標を設定するなど，計画的，継続的な対応を行うこと。

（7）記録の作成等

① 問題点を明確にし，専門的援助を行うために患者ごとに記録を作成すること。

② 記録をもとに医師等への報告，連絡を行うとともに，必要に応じ，在宅ケア，社会復帰の支援等のため，地域の関係機関，関係職種等への情報提供を行うこと。その場合，（3）で述べたとおり，プライバシーの保護に十分留意する必要がある。

③ 記録をもとに，業務分析，業務評価を行うこと。

四　その他

医療ソーシャルワーカーがその業務を適切に果たすために次のような環境整備が望まれる。

（1）組織上の位置付け

保健医療機関の規模等にもよるが，できれば組織内に医療ソーシャルワークの部門を設けることが望ましい。医療ソーシャルワークの部門を設けられない場合には，診療部，地域医療部，保健指導部等他の保健医療スタッフと連携を採りやすい部門に位置付けることが望ましい。事務部門に位置付ける場合にも，診療部門等の諸会議のメンバーにする等日常的に他の保健医療スタッフと連携を採れるような位置付けを行うこと。

（2）患者，家族等からの理解

病院案内パンフレット，院内掲示等により医療ソーシャルワーカーの存在，業務，利用のしかた等について患者，家族等からの理解を得るように努め，患者，家族が必要に応じ安心して適切にサービスを利用できるようにすること。また，地域社会からも，医療ソーシャルワーカーの存在，業務内容について理解を得るよう努力すること。医療ソーシャルワーカーが十分に活用されるためには，相談することのできる時間帯や場所等について患者の利便性を考慮する，関連機関との密接な連絡体制を整備する等の対応が必要である。

（3）研修等

医療・保健・福祉をめぐる諸制度の変化，諸科学の進歩に対応した業務の適正な遂行，多様化する患者のニーズに的確に対応する観点から，社会福祉等に関する専門的知識及び技術の向上を図ること等を目的とする研修及び調査，研究を行うこと。なお，三（3）プライバシーの保護に係る留意事項や一定の医学的知識の習得についても配慮する必要があること。また，経験年数や職責に応じた体系的な研修を行うことにより，効率的に資質の向上を図るよう努めることが必要である。

おわりに

　本書には巻末資料として，執筆者からの推薦により，いくつかの資料を掲載した。紙幅の関係上，小さな文字になっており，インターネット上でも見られるものだが，手書きの下線を添えるなどして活用してほしい。紙面づくりにおいて，本書の執筆者はそれぞれに，新カリキュラムの目標を理解するために必要となる資料を見やすく作成している。特に，在宅医療や看護，多職種連携と同時に病床，病棟の種類による役割，クリティカルパス，診療報酬制度，感染症や特定疾病，難病などの法制度の改正などを理解するのに大いに役立てることができるように編纂をしている。日本の保健医療が今後向かおうとしている方向を知ることで，保健医療と福祉の学習の土台となるアンカー（錨）をもてることを期待している。

　最後になったが，本書の作成にあたり，杉本先生ご監修の下，執筆の先生方の豊富な知見を紙面に紹介いただくことができ，関連して，編集の亀山氏からの具体的なご助言をいただけたことで完成にたどりついた。携わってくださった皆様に感謝を申し上げる。

2022年 5 月

編　者

さくいん

（＊は人名）

監修者紹介

杉本　敏夫（すぎもと・としお）

現　在　関西福祉科学大学名誉教授
主　著　『新社会福祉方法原論』（共著）ミネルヴァ書房，1996年
　　　　『高齢者福祉とソーシャルワーク』（監訳）晃洋書房，2012年
　　　　『社会福祉概論（第3版）』（共編著）勁草書房，2014年

執筆者紹介 （執筆順，＊印は編者）

いのうえ　けんろう
井上　健朗（第1章）
東京通信大学人間福祉学部准教授

たけ だ　のぶかず
武田　誠一（第2章）
三重短期大学准教授

おお の
大野　まどか（第3章）
大阪人間科学大学人間科学部教授

さかもと　まさとし
＊坂本　雅俊（第4章）
編著者紹介参照

わ だ　みつのり
和田　光德（第5章）
兵庫大学生涯福祉学部教授

た だ　ちはる
多田　千治（第6章）
鴻池生活科学専門学校介護福祉学科専任教員

まつおか　ち よ
松岡　千代（第7章）
甲南女子大学看護リハビリテーション学部教授

たけなか　ま ゆ み
竹中　麻由美（第8章）
川崎医療福祉大学医療福祉学部教授

たか い　ゆう じ
髙井　裕二（第9章）
関西福祉科学大学社会福祉学部助教

むらかみ　まこと
村上　信（第10章）
元長春人文学院社会福祉学院教授

なかじま　ゆたか
＊中島　裕（第11章）
編著者紹介参照

かたおか　やす こ
片岡　靖子（第12章）
久留米大学文学部教授

み うら　おさむ
三浦　修（第13章）
新潟青陵大学福祉心理学部准教授

編著者紹介

中島　　裕（なかじま・ゆたか）
　　現　在　関西福祉科学大学社会福祉学部准教授
　　主　著　『保健医療サービス』（共編著）ミネルヴァ書房，2017年

坂本　　雅俊（さかもと・まさとし）
　　現　在　長崎国際大学人間社会学部教授
　　主　著　『伝えたい福祉図書文献』（共著）学術研究出版，2021年

最新・はじめて学ぶ社会福祉⑱
保健医療と福祉

2022年9月30日　初版第1刷発行　　　　　　　　〈検印省略〉

定価はカバーに
表示しています

監 修 者　　杉　本　敏　夫
編 著 者　　中　島　　　裕
　　　　　　坂　本　雅　俊
発 行 者　　杉　田　啓　三
印 刷 者　　坂　本　喜　杏

発行所　株式会社　ミネルヴァ書房
607-8494　京都市山科区日ノ岡堤谷町1
電話代表　（075）581-5191
振替口座　01020-0-8076

©中島・坂本ほか，2022　　冨山房インターナショナル・藤沢製本

ISBN 978-4-623-09459-2

Printed in Japan

杉本敏夫　監修

──────── 最新・はじめて学ぶ社会福祉 ────────

全23巻予定／A5判　並製

順次刊行，　●数字は既刊

──────── ミネルヴァ書房 ────────

https://www.minervashobo.co.jp/